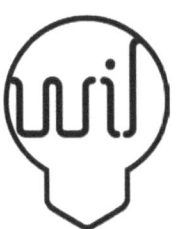

勇者之路

则关于希望的寓言

作者：R.H. Pfeiffer

Copyright © 2022 R.H. Pfeiffer

This is fiction, not a guidebook, not a textbook. References to real people, events, establishments, organizations, locations, or landmarks are intended only to establish a sense of verisimilitude for the story, and are used fictitiously. All other characters and elements of plot come from the author's imagination.

All proceeds from sales of this book until January 2020 go to benefit a 501(c)(3), Families and Children Together (FACT, Inc.) a Not for Profit in the State of Kansas.

First published in 2018 by
WIL PUBLISHING
www.wordsinlight.org

Edited by Heather Spaur & Diane Potts
Cover Model: Tyler Krei

Library of Congress Cataloging in Publication Data Pending
ISBN: 978-0-9994886-7-6
All Rights Reserved

Designed in the United States of America

献给
我们所理解的
上帝的荣耀
献给
正在受苦的
上瘾者们

让我们每个人心中的那个勇者与我们生活中的不可抗力战斗。

辛迪，我的爱人，谢谢你。

目录

第一部分：莉莎　　　　　　　　　　　　　　　　　　　　5

第二部分：家庭　　　　　　　　　　　　　　　　　　　 37

第三部分：死亡　　　　　　　　　　　　　　　　　　　 51

第四部分：历史　　　　　　　　　　　　　　　　　　　 73

第五部分：孩子　　　　　　　　　　　　　　　　　　　 91

第六部分：对峙　　　　　　　　　　　　　　　　　　　125

作者寄语

你可曾想过:"真希望我有把这件事做好的勇气。"?

我把莉莎、乔和萝西这几个角色看作伟大的治愈者。作为本书的作者,我将为你捕捉与描述他们的洞察力、内心的希望和坚韧,来激发你走向你自己的充满勇气的生活方式。

这三个角色不得不帮助他们的儿子或女婿查理进行戒瘾项目。查理是一名参与过阿富汗战争的退伍军人。他加入戒瘾项目前后的经历讲述了一个关于人们需要摆脱上瘾的深刻故事。本书探讨了关于戒瘾的深意以及生活带来的种种挑战。上瘾行为影响着我们所有人。

查理的上瘾行为被一只名叫萝西的狗打断。这一事件通过他在戒瘾之旅中找寻到的更高的力量改变了他的命运。

本书描述了由萝西出现并引导查理走过戒瘾之旅的事件而引发的与更高力量触手可及的互动,体现了人类的生命与精神境界的神秘。

本书旨在于戒瘾世界中增添希望。

序言

查理为此等待已久。屋子里终于安静下来了。女儿们都已经入睡。好像自己的命都依赖在写日记这件事似的，他迫不及待地开始继续撰写日记。

他写道：

如果你正与酒瘾和毒瘾作斗争，毫无疑问，你的整个生命和灵魂都将与大麦约翰 战斗到底。在你面前有两条路。在第一条路上，你将会沉溺在愤怒、怨恨和深深的内疚中，以至于对怎样的耻辱你都会麻木不仁，以至于所有的负担都由自己承担，而不去寻求帮助。如果你沿着这条路走下去，你会慢慢相信自己的生活没有价值。既然你自暴自弃，那么生活也同样会放弃你。一个会殴打妻儿的酗酒者和瘾君子在用行动表明，酒精和药物比生活更重要。

第二条路是去反抗。要不选择对你失控的生活视若无睹；要不去坚持寻回你勇者般的灵魂，走上戒瘾路，找回自己。上瘾在你的心上留下了烙印。虽然伤口终会痊愈，但疤痕永远不会消失。作为一个戒瘾中的人，你必须学会使用戒瘾的武器，把它们放在手边，永不因自欺欺人地放下它们。

  如果你误听了大麦约翰的诱惑，他将会助你英年早逝。*
  把生命浪费在酗酒、吸毒上是愚蠢的。
  滥用酒精或药物之人祈求的是瘾留下的伤痕所带给自己的醒悟。在戒瘾这场战斗中，除了以善意帮助他人痊愈，这些人别无所求。

  这就是我留下萝西的原因。我希望她能帮忙治愈他人。

---

* | 原文为'John Barleycorn'：大麦或麦芽酒的拟人化名称。这里指泛指酒精

第一部分:
莉莎

第一章：当下

2017年10月

"我们在天上的父，愿人都尊你的名为圣，愿你的国降临。"不知是什么驱使查理说出这句祷告词，只是感觉这样没错。牧师将一把泥土撒在棺材上，增加了这个最终时刻的忧郁感。查理环顾四周，他惊讶地发现到场之人如此之多，他很好奇其中每个人来这里的原因。

莉莎继续着查理的祷告："你的旨意行在地上，如同行在天上。"

大家开始轮流发言，一一向萝西道别。几周前，查理知道她的生命必须结束。他怎能舍得让她走呢？这些年来，她倾听了那么多人的诉说；成为了那么多人的朋友；将那么多人从邪恶中拯救了出来。

"请原谅我们的债,如同我们免了人的债。"查理继续祈祷着,他的脑海里闪过了那本日记。

一位名叫老乔的饱受风霜的越战老兵谈起了萝西。他那顶刻着"永远忠诚"字样的老旧帽子替他讲述了他曾为海军陆战队效力的故事。老乔像以往一样结束了他的发言:"上帝会拯救你的灵魂,戒酒互助会能救你的命。恶魔就活在啤酒里。"

萝西,查理想,你不知道你改变了多少人的生活。又或许这是你的初衷。

你出现的那个雨夜,酒精败下阵来。萝西赢了。

最后,轮到了查理发言。太多的情绪在他的脑海里打转,以至于他废了好大劲才想到要说什么。

他决定从故事的开头讲起;从多年前他被救赎的那个开头讲起。"我叫查理,我是一个康复中的酗酒者和瘾君子。一个风雨交加的夜晚,我在一个充满雨水的阴沟里,萝西出现了,并救了我的命。"

查理谈及了他的康复故事。当查理离开墓地时,老乔上前搂住了他。

查理转向老乔说:"我昨晚在日记本里写到了佐伊。她是我11岁那年丢失的狗。"

老乔说:"我们去边喝咖啡边读那本日记吧。"

从日记里,查理读道……

"佐伊和我一直很亲近。我们形影不离。她和我一起醒来、一起吃饭、一起睡觉。

在艰难的时刻里,她的一个叫声、一声低吠、一次爱舔就能让日子变得不那么令人焦虑。她让我家庭的混乱变得更容易忍受。我感觉好像有更深层次的力量把我们联系在一起。我希望能做她的保护者和英雄。

佐伊是我的天使和守护者。她无私地展现了她的镇定、善良和忠诚。我常常和她聊天,总觉得她能理解我。我知道她想要我成为受人们尊重的人。

佐伊教会了我拥抱的价值。

佐伊会和我一起躲起来;她教了我当屋里的派对失控时如何躲起来不被发现。

曾经有一段时间,我认为佐伊就是我生命中所需要的一切。她可以教我所有我需要知道的东西。当佐伊成为一段回忆时,那段回忆就成了珍宝。"

现在我知道了这个世界仅是视觉上能看到上帝的一个方面;勇士所做的事是去挑战自我走上那条去追寻更高意义的路。

我的康复之路始于母亲留下的那张关于那条了不起的狗萝西的备忘录。

第二章：备忘录

8月15日

致：工作人员与患者
发件人：莉莎，首席咨询师
主题：萝西（设施犬）

  请注意，即日起，一条狗将会出现在本院。一条名叫萝西的巧克力色拉布拉多流浪犬在警长的看管下已经抵达堪萨斯东南部戒瘾治疗中心。她正处于试用期内。

  我将仔细考察养狗是否对本院有所帮助；因此，作为首席咨询师，请大家将任何的意见与顾虑传达给我。

  我们进行的项目是十二步骤康复计划*，所以当您在进行前五步时，请考虑把萝西当作您的一个支持来源。

---

* | 十二步骤康复计划：在西方国家流行且有效的心灵治疗支援团体疗法，旨在帮助人们戒瘾。

我们将提供一本关于萝西的日记本。如果您注意到她充满感激、活泼外向、给予支持或者可爱善良的瞬间，那么这本日记就是记下这些瞬间的地方。萝西无时无刻不在我们的身边，以证明我们之中更高的力量的存在。在基本的希望、爱与康复中，她将不加评判地倾听所有人的声音。她已宣誓保密，并将坦诚和直率地接受大家的一切。欢迎大家在萝西的笔记本里写下任何有关她能力的记录。

只有当您愿意向萝西敞开心扉，让她走进您的内心，她才有机会治愈您的心灵。

萝西笔记本中的第一篇笔记是这样写的：

萝西，

刚进入治疗中心的时候，我觉得世上已没有人在乎我这个老兵。但毫无疑问，你还在乎我。我不知道你有什么理由关心我，我想你一定是感应到我的命中需要有这样一个角色出现。从我康复之路的第一天起你便跟着我。你帮助了我重新相信自己并成功戒瘾。在我来治疗所的第二天，你陪我走到院中小径，我在那里踱步了三十多分钟。你一直待在我身边，直到我愿意回到大楼，你才陪我回去。我确信那天你是想确保我不会就此离开，为此我要感谢你！你知道我正处在人生中艰难的时刻。即便你一言不发，你也帮助我走出了阻挡我看清一切和感受一切的雾霾——我的酒瘾和毒瘾。你帮助我去爱、去笑、去哭、去从束缚我的悲伤的枷锁中挣脱。你给我们这些在戒瘾项目挣扎的人带来了安慰。谢谢你，我的天使，感谢你给了我的慰藉。萝西，是你让这个地方有家的感觉。

查理

第三章：一切的开始

戒酒互助会上的莉莎

我叫莉莎，我是一名酗酒者和瘾君子。"康复中"意味着我曾经对酒精和毒品的诱惑无能为力。我的故事是从那段令人痛苦而失控的时光开始的。要康复意味着我要一步一步地每一刻、每一小时、每一天都保持清醒。我将与大家分享我的挣扎、困难、耻辱与内疚，以及最终的清醒、康复和感激。今天，我的喉咙哽咽得发痛。我为我的儿子查理流泪，他的瘾又复发了。我会尽量保持坚强。

我要从我的家族史开始讲起，因为这与我如何看待世界和看待自己有很大关系。我的童年并不糟糕。我有一个工作努力的父亲,我非常钦佩他。

然而,我的母亲在爱、表达爱以及接受爱方面的能力非常有限。从小到大,我被管教的方式便是大量的辱骂和批评。

这影响了我的信念体系。我以为自己有什么不对劲的地方。我以为我不配被爱。因此,我人生中的大部分时间都在寻找一个可以爱我或可以改变我对自己看法的人,而我没有意识到这个人应该是我自己。

我在很小的时候就学会了独立,因为我童年时所有的需求都被当作错误而羞辱。从十二岁开始,我就去做了路边餐馆的侍者打工,这样我就不需要去寻求谁的帮助了。在我的一生中,寻求帮助是一件非常困难的事情。每当我需要帮助时,我就不由自主地感到羞耻。

向戒毒投降的概念对我来说很难接受。接下来,把我的生命托付给一个更高的力量也非常困难,但事实证明,那样做救了我的命。现在,我对儿子的上瘾深感无力。生活兜兜转转一圈,我亲身经历了母亲因我的上瘾而不得不忍受的痛苦。

我的生活并不是一夜之间失控的。在高中时期,我算成功,交了很多朋友。在恋爱关系中,我要么和酒鬼约会,要么和我认为需要照顾的男人约会。我觉得自己本身一文不值,便通过照顾他人来实现自己的价值。在高中,我第一次体验到酒精对我的影响。

一个年长的人帮我们买了一些啤酒。酒精的味道糟糕极了,但是我还是捏着鼻子一连喝了四罐。我记得当时感觉这么做对我很有帮助。我感到自信。我感到自己的窘迫感消失了。

　　我喜欢酒精带给我的感受。我的姐妹们不喝酒，它给我带来了一些我姐妹们从未经历过的东西。

　　我还尝试了吸食大麻和迷幻剂。所有七十年代年轻人尝试过的东西，我都试过。

　　我妈妈有一个作为嬉皮士的女儿，而我有一个酒精和鸦片上瘾的抗战英雄儿子。他在更高力量的存在下受苦；这个力量在我的生命中为我做了自己做不到的事情。我非常担心我的儿子。我的儿子查理失踪了。

　　我在一个嬉皮士圈子里认识了我未来的丈夫。我真的很崇拜他，也很钦佩他。为了和他在一起，我放弃了我的需求和渴望。我对自己当时的工作很满意，但他想住在加州，所以我们就搬去了加州。在那里待了一段时间后，我们四处旅行，然后就结了婚。

　　在那之后，我们搬去了北卡罗来纳州。我的大儿子罗伯特·亚伦·雷登就是在那里出生的。在那段时间里，我们没有太多地和酒精和毒品打交道。我在孕期也没有喝酒或吸毒。然后我们搬到了堪萨斯州的劳伦斯市，但最终去了加州的赫莫萨海滩一带。我在那边的圣佩德罗工作了一段时间。

　　这些搬家总是起于我丈夫的需求和欲望。我告诉他，哪里能让他快乐，我就陪他去哪里。这话我也说服了自己。他对这个世界的看法很消极。让他开心成为了我的使命。

　　住在加州期间，我们的感情发展成了虐待关系。我开始在丈夫身边如履薄冰。那种压力和我从小在母亲管教下长大的压力感很像。
　　不管我怎么努力都不够。

　　我以为如果我足够努力或者足够渴望，我可以令一个人快乐。我可以改变他们，或者使他们爱我。

　　我认为自己不配被爱。我的这一核心理念就是一个思维错误。
　　在我遭受了第一次家庭暴力后，我们搬回了堪萨斯。
　　丈夫把我转移到乡下去了。家庭暴力在隐居与孤立的条件下愈演愈烈。
　　我很高兴能和姐姐和父母住得更近。
　　查理·亚当·雷登出生在了这里。如今的查理正被曾经困扰过我的酒瘾和毒瘾折磨着。查理是我的第二个孩子。
　　"查理已经失踪四周了，"莉莎停顿了一下。在她努力镇定下来时，她的眼眶湿润了。然后她继续着自己的故事。
　　在堪萨斯时，家庭暴力逐渐从大部分的言语暴力升级为殴打。

我只是一直撑着生活在恐惧中；静静期待着情况会有所改变。我总是摆出一副若无其事的样子去上班。我没有跟任何人说过我的遭遇。

我为丈夫对我的所作所为感到羞耻。我觉得很丢脸。所以我保护了他。

不过，人们还是开始注意到一些端倪。我被施暴的痕迹变得越来越难以掩盖。当时我在一家律师事务所工作。我会在工作前准备一些小故事，比如一些我在看棒球赛时被球击中的谎言。我感觉太窘迫了。我不想告诉任何人。那时候，人们不会公开谈论这些事情。你不会听说会有机构给家暴受害者提供藏身之所之类的那些事。

我当时还不经常喝酒吸毒。我只是去上班、回家，并试着让一切好起来。可惜我没有做到。我搬出去过两三次。但最终我总会接受他的的道歉和承诺跟他回去。

很可惜，情况确实有了变化，但不是往好的方向。

丈夫对我的折磨越发严重。

有天晚上，我下班回家，发现我所有的物件都被摧毁了。我无处可去，也一无所有。我丢下了所有的东西，甚至丢下了我的车。

一位叫妮可的漂亮女士收留了我和儿子们。为了应对所有的痛苦和悲哀，我们开始在周三晚上出去喝酒。我点的酒总是和别人的不一样。一杯啤酒不够我喝。我会喝到伶仃大醉，直到连站都站不起来。就是在这段时间里，我的丈夫开始了跟踪我。

约翰会闯进我家。如果我和朋友外出，他会在停车场等我。

　　一天晚上，他闯进屋里袭击了我和妮可。他在警察来之前就走了。约翰总会逃走。

　　为了避免把我的朋友置于危险之中，我决定离开妮可家，为自己租了一间公寓。

　　我丈夫约翰会经常闯入我的公寓，以此来折磨我。我太害怕约翰了。警察会来。我总会拒绝提出指控，因为我想保护他，同时我也害怕他的暴行会变得更糟。

　　一天晚上，警察被叫到了我的公寓。他们到达后发现了已经失去知觉的我。

　　警官们对我说，如果我不起诉约翰，他们就会起诉。警察当面对质了约翰，告诉他必须在四月前离开波旁县，否则就要坐牢。于是他搬去了堪萨斯州的匹兹堡市。

　　万事的发生皆有它们的目的。每个人的戒瘾故事中都有类似的篇章。随着这些人的生活变得越来越无法控制，他们的心病也会愈演越烈。这时，他们会做出一些抉择。一旦你做出错误的决定，便会如同跳进了湍急的河流一般，很快地被水流带往下一阶段。

　　你不仅会在我的故事中看到这样的发展，也会在每个人上瘾的过程中看到这点。

　　不久之后，我也搬去了匹兹堡。我又犯了一个思维错误，我以为，把过去的朋友和问题抛在脑后并搬去匹兹堡，这种地理位置的转换会起到某种治愈效果，让一切都好起来。

当你需要在自尊心和记忆中的事实做选择时,自尊心总是能赢。

接下来的一段时间内,约翰没有施暴。

我在一家酒吧找了份工作,每周末都会喝酒,经常在外面待到凌晨。

有天晚上约翰来了,他在酒吧里大打出手。第二天晚上,他怎样也不让我出门上班。我报了警。警察命令约翰离开了我家,于是两天后他便搬回了加州。约翰在加州时还是没有停止打电话骚扰我。

我背负着太多的痛苦和负罪感。我开始需要更多的酒精才能麻痹这种痛。

如今我才意识到,我只考虑到了自己的痛苦和需求,这对于我的孩子们是多么的自私。

《戒酒会大纲》中有这样一个说法:"我们不要后悔过去,也不想把它拒之门外。"

其他的说法已经成真:"我们将凭直觉知道如何处理过去令我们困惑的情况。对金钱问题的恐惧会逐渐消失。我们会突然意识到,上帝正在为我们做着我们不能为自己做的事情。"这些承诺都实现了。我很后悔一路上伤害了别人,即使当时不知道对他们造成的伤害有多严重。

我的康复也让我意识到了这一点,我认识到了我的孩子们是如何应对他们的痛苦的。大儿子罗伯特在用辉煌的成就掩盖痛苦，而查理则是借由药物滥用。

我的丈夫还住在加州，他开始了向我邮寄可卡因和冰毒。

于是我开始了向我在匹兹堡认识的人贩毒。

我不能忍受孤身一人。我摆脱孤独、内疚和羞耻的唯一办法就是喝更多的酒和吸更多的毒。

罗伯特和查理需要我，但我没能成为他们所需要的那个母亲。我在用自己唯一知道的办法来应对痛苦：更多的毒品和酒精。

我逐渐熟识了匹兹堡的毒品圈子。我喝了很多酒。每晚下班后，我都在和我在用毒的朋友们鬼混。

我避开了我的家人。我为自己这个样子感到羞愧。

我无法停止自己正在做的事情。

上瘾就是如此。

第四章：挣扎

莉莎

我的生活变得越来越糟。我试过回归大学校园。

我试过发现自己身上好的一面。似乎没有人在乎我。做一个没有价值的人是悲哀的，我内心非常痛苦。

我用来掩饰痛苦的酒精和药物只使一切越来越糟糕。

家里发生的一切都让我越来越难以运转。毒品圈子里的朋友们没日没夜地进进出出。这一切都让人筋疲力尽。

我亲爱的孩子们生活在一个混乱和危险的空间里。我拒绝面对自己的问题，一味的否认只加深了我的羞耻感。我试图说服自己，我一直都能支付开销和照顾自己，所有一切都很好。我甚至还有一辆车。

唯一看不出我生活失控的是那些和我一起嗑药的人。罗伯特和查理受的苦便是连带损害。

你能从你深爱的孩子们脸上看到自己的耻辱,也能从你家人的行为上看到,他们能总希望能找到任何能够触动你、帮你悬崖勒马的什么东西。我想那便是我父母所处的境地。

现在回想起来,我意识到自己对孩子们是怎样的忽视。我是一个糟糕的家长。

我和丈夫离婚了,而我在和一个和我酗酒问题一眼严重的人交往。我从不和不喝酒嗑药的人打交道。我不想有人质问我的生活方式。如果有人质问我,我会把他们赶出自己的圈子。清醒的正常人是不允许进入我的圈子的。

在我和新男友史蒂文交往的整段恋情中,我每每把自己和他做比较时都会心想:"至少我没他那么糟。"他的酗酒问题比我严重很多,因为他连早上都要喝酒。我不是那样;我会等到晚上再喝。史蒂文是个无业游民;而我每天都在酒吧工作。拿自己和他相比,我便感觉好多了。

一天晚上,史蒂文撞坏了我的车。我非常生气,给他下了最后通牒。他要么去接受戒酒治疗,要么离开我的生活。

我告诉自己,如果我能两周不喝酒,那就证明我没有酒瘾。

史蒂文才是有酒瘾的那个。他的治疗接近尾声时,我会浑身酒臭味地在亲属看望日看他。那里的戒酒咨询师会告诉我:"你需要关注一下自身问题。"

我心想,"我能有什么问题?"我对男友发了很大的脾气,问他是否在治疗中心谈到了我。

在史蒂文离开治疗中心后,他试过保持清醒。他有一个赞助人,并在按部就班地进行着他应做的戒酒治疗,但他还是继续了酗酒和吸毒。我记得自己当时在想:"真想让他赶紧去参加戒酒互助会。"我会偷偷地把酒和毒品藏起来。我对他的戒酒治疗非常上心。

新年前夕,我陪史蒂文参加了自己的第一个戒酒互助会。我记得当时想
,"这个互助会很适合这些人。"

我依然没有意识到自己的问题有多严重。否认现实是一个明显的上瘾症状。否认现实会让你觉得自己能轻而易举戒瘾。

一直以来,我都相信自己能两周不沾酒就是我没有酒精依赖问题的证明。所以我依然继续着酗酒。

我心里甚至有一部分自私地想让史蒂文陪我一起喝。

有一天我回到家,发现他表现得很奇怪。第二天早上我醒来时发现他又吸毒饮酒了。五个月的戒瘾努力后,史蒂文的老毛病复发了。

孩子们都在家,所以我们俩开车绕着匹兹堡转了一圈,然后一直开到了乡下。他继续喝酒,并变得暴力起来。在我开车时,他用拳头打碎了挡风玻璃。

我向他宣告我们的关系结束了。我拒绝再次忍受

虐待与恐惧。

史蒂文收拾好自己的东西，离开了我的生活，这加速了他的恶性循环；这次是我无力阻止的。

虽然我们的恋情结束了，但我们有共同的朋友圈，所以我们偶尔还会见面。有几次，我会心软留史蒂文在我这里过夜。这给了他对我们重新交往的错误希望。

这段断断续续的关系持续了几个月，直到我和我姐姐介绍我认识的一个男人谈上了恋爱。为此，她至今还很愧疚。

我和他之间就像有磁性一样，立刻被对方吸引。

我记得当时在想："这家伙竟然有车还有工作！"
和我约会过的人往往两者都缺乏。

我们的恋情是如此的令人兴奋，在交往不久后，我们便结婚了。

第二任丈夫的名字是特拉维斯。

特拉维斯在我们相遇之前刚刚出狱。他还在缓刑期间。

很快，我们就开始一起吸毒。事情变得非常糟糕。这次不是身体上的虐待，而是非常可怕的情感虐待。

那段时间里，他出轨了很多次，这让我非常痛苦。
我羞耻不已。

负罪感表示我认为自己做错了事，但我可以做些什么去弥补；而羞耻感表示我认为自己本身有什么不对劲，自己有缺陷、不健全。

　　这种羞耻感让我无法正常生活，我只能通过更多的酒精和毒品来消除内心的羞耻。

　　在我嫁给特拉维斯两个月后，史蒂文的父母敲开了我家的门。史蒂文自杀了。

　　震惊过后便是负罪感。这都是我的错。为什么我要和史蒂文保持关系，给他不切实际的希望？我们做的选择是会影响到其他人的。

　　我以为如果我戒了酒，他就不会复发了。他的死完全是我的错。

　　我的羞耻感和史蒂文父母的话给我传递了同样的信息。

　　深深的痛苦、愧疚和悲哀让我的内心一团糟。

　　为了应对斯蒂文德斯和我那不忠的丈夫特拉维斯，我增大了我酗酒吸毒的量，以麻木自己心中的苦楚。

　　我开始每晚开派对。我把罗伯特和查理置于了危险的境地，也伤害了我的家人。

　　我父母都很担心我。他们甚至来到了匹兹堡来干预我的酗酒与吸毒。我当时在想，"他们为什么会认为我的情况如此糟糕？我有工作，能付账单。情况并没有那么差。为什么他们会这么想？"

　　我以为自己没事，但这也是否认现实的表现。

接着，事情变得更糟了。

讽刺的是，变糟的并不是我的情况。我当时住在沃尔玛附近一件肮脏的公寓里，依然在逃避现实。

特拉维斯的假释官命令他必须去接受治疗。特拉维斯拒绝了，除非我和他一起去。我担心如果我不去治疗中心，他最终会进监狱。

我的想法就是有那么疯狂。

我去了，但不是为我自己。我去戒毒是为了去照顾他。

在我看来，我不是一个瘾君子。

我目睹了生活中太多的悲剧，于是我掩耳盗铃，尽量不去考虑上瘾的前因后果。

我开着车，没有开前灯，在黑暗中穿行……约翰的虐待、史蒂文的自杀和特拉维斯的不忠——所有这些可怕的事情都从来没有被我联系到自己的酒瘾和毒瘾上。

我很好，我没有问题。

我和特拉维斯一起去戒瘾治疗是因为他需要去。

作为一个瘾君子的习惯套路，一出治疗中心，我就已经在打算第一杯酒要在哪里喝了。

第五章：坠入谷底

莉莎

去治疗中心的第一个星期，我睡得很多，睡醒后便起身去参加治疗小组。特拉维斯一直在这里和其他女人上床，所以治疗中心要求他走人，但是工作人员希望我能留下来。

我告诉他们我是不会留下的。我来这里只是为了他。

我开始收拾行李，并告诉特拉维熙我会和他一起离开。他告诉我他有顺风车，我需要自己找车离开。我迅速收拾好行李，惊慌失措地跑到入口处。我赶时间，这样他就不会离开我了。

我赶到治疗中心前方大楼的楼梯尽头，正好看到他和他的新女友开车离去的背影。

我傻站在那里。所有的苦楚和被抛弃的伤痛占据了我的全身,我哭得泪流满面。此时的我身无分文,连电话都打不起。我瘫倒在地祈祷着。最后,我借了一枚25美分的硬币,打电话给了一个朋友来接我回家。

如今想起来,当时的我是多么的依赖他人。任何说这不是一种情感疾病的人都是在自欺欺人,他们只是还没有走到我的那步田地。过分的依赖性是一种令人痛苦的心病。

我终于跌入到了谷底。当时我被抛弃在治疗中心门口,亲眼看着我丈夫和他女朋友开车离开。我是如此的空虚和孤独。

回到家后,我哭着睡着了,胸前还放着一本圣经。

我已筋疲力尽,心碎、孤单,沉重的伤痛狠狠地压在我身上。被伤得太深,我的伤痛转变成了愤怒,然后成了怨恨。我所有的失意都被我埋在了心里,指责着我。

我终于变成了一个被拒绝、被抛弃、没有价值的那种我曾经同情但又害怕成为的那种人。我的心死了。

我对自己的病与康复能为我带来的改变没有任何概念。

我已经失去了曾经的自给自足的能力。

我甚至连买菜的钱都没有。我在屋子里翻箱倒柜,在沙发垫和家具下面翻找零钱硬币,想买些吃的。然后我冒着暴风雪徒步走到了沃尔玛买了一些。

当我往回走的时候，我绝望地跪倒在地。我的眼泪都已哭干了。

思绪开始在我的脑海中打转。"从前我一直都有一辆车。我一直都能照顾好自己。可现如今，我已经走到最低点了。"

我看不到我生活中的任何出路。我处在一个十字路口。我庆幸自己当时居然没有死。

我太饿、太孤独、太累了……我对我的毒瘾和酒瘾也无能为力了，我已经被榨干了。我不再有希望，也没有继续前进的欲望。

我受够了。

在那个宁静的瞬间，在我双膝跪在雪中的那个时刻，我意识到自己必须向戒瘾屈服才能改变自己的生活。

在那深深的沉默之中，当我放下一切时，我感受到了更高力量的存在。

若不曾失去一切，你不会知道自己是多么需要精神上的觉醒。

《戒酒会大纲》中还写有一条承诺："无论你陷入了多深的泥潭，你都会发现分享你的经历可以如何造福他人，我祈祷你在今晚的戒酒互助会上能够收获分享与帮助他人的喜悦。"

我开始思考起我在主日学校*学到的东西。因为我的祖父母是非常虔诚的基督徒,我已有慧根埋下。

我从小就被他们带去教堂做礼拜,看着他们如何祈祷与侍奉上帝。我知道上帝一直就在那里,但我总觉得自己有哪里不对劲,所以不配接受他的爱。

在那段岁月中,我已然走到了最低点,唯一能看到的地方便是上天。我确实相信我的生活已经改变了,于是我打电话给了我同为基督徒的妹妹,我让她走进了我的生活。她来到我家与我一同祷告。她爱我,并接受了我。

她接受了我。

我家人很担心我,所以她与爸爸通了话,他们也在为我祈祷。

她说,在祷告时,她眼前浮现了一个景象。"我看到你沉溺在深水里,被水流抛来抛去。"她接着说,"我看到上帝的手从天堂伸下来,把你从水里拉了出来,放在了岩石上。"

"你站在了那块岩石上,我告诉爸爸你会没事的。"

我们都清楚我沉溺于的是酒瘾和毒瘾。

我反复回忆姐姐看到的愿景。慢慢地,我的生活开始改变。

---

* | 主日学校:星期日对儿童进行基督徒宗教教育的学校。

当我像戒瘾屈服时，我便已经迈上了戒瘾之路。

在妹妹告知我父母之前，他们并不知道我已经停止了治疗。他们来到了我家。爸爸在试图说服我回到治疗中心。我告诉他即使不参加治疗我也会没事的。

父亲把我儿子查理带了进来，并问他说："你希望妈妈回去接受治疗吗？"查理说他希望。那时我意识到了我从未注意过的一件事，那就是我儿子们需要与渴求。就是那时，我决定了回到治疗所。

我那如今麻烦缠身的抗战英雄查理，他救了我。

"我说过你有问题。你一直都有问题！"我母亲在桌子对面愤怒地喊道。

我看到爸爸在桌子下推她和提醒她。他告诉我妈妈，在我接受治疗期间，他们会照顾我的孩子们。我看得出她并不情愿。我现在才明白她对该做什么其实没有概念。

第二天我便回到了治疗中心。

这次，我是为自己而去的。

第二部分：
家庭

第六章：拯救查理

"最伟大的战斗都是在心理上战胜的。"丽莎开车上班时自言自语道。从斯科特堡到吉拉德的车程并不长。路上没有什么交通,她很喜欢这点。通勤给了她一些思考的时间。她思考了自己的康复状况,以及她那天在堪萨斯东南部戒瘾治疗中心将要完成的工作。

莉莎很感激她能康复。过去的四周令人心力交瘁。过去的回忆不断地与当下交织着。

在昨晚的戒酒互助会上,莉莎的朋友告诉她:"只有直面自己的秘密才能消除病根。"在查理失踪前,丽莎被邀请去讲述她的故事。

她履行了在公开互助会上发言的义务;她为查理的平安归来祷告,她感到不能呼吸和难以停止的心痛。

查理可能已经死了。或者他可能在酒精和毒品的影响下昏迷了。查理失踪了。

在互助会上，莉莎那精瘦的五尺二寸的身体在整个发言过程中高高挺拔。在她漫长的演讲接近尾声时，她的声音比往常更沙哑了。

她说的是掏心窝子的话。她讲述了自己的人生经历和从中吸取的教训。离她跪在雪地里的那日已经过去十五余年了。那个时刻，随着她对戒瘾的屈服，她开始了戒酒互助会的前三步。

今天，她的生活因为儿子查理的上瘾而再次变得难以控制。儿子上瘾的行为再一次让莉莎看到了自己力量的薄弱。

堪萨斯东南部戒瘾治疗中心对她来说是天赐之礼。这个成立于1991年的机构为她提供了一个能够报答康复中心挽回了她生命的机会。经历了十余年的戒瘾过程，她把自己的康复视为一份礼物。她每天都在为这个康复项目工作。那些掏心窝子的人生教训是治愈他人的强大礼物。她从一名病历管理人员做到了咨询师，又做到了管理人，再到主管，现在又到了首席咨询师的职位，这是她过去五年里一直在为之奋斗的事。

她已经不再直接参与那么多的客户服务，不过仍然在家属日提供咨询。家属日对她来说非常重要。她希望能够为家庭成员们提供一些对所发生之事的深入理解，毕竟一个瘾君子会对整个家里都造成很大的破坏。

  在一次醉酒后的争吵中，查理打了他的岳父，乔。

  然后他便醉着迷迷糊糊地离开了镇上。查理就这样消失了。他不见了。

  几周来，莉莎一直在为前夫的死而苦苦挣扎着。祸不单行，接着查理就完全从地图上消失了。

  莉莎的生活中发生着太多的事情了。住在加州的约翰不是自杀就是被杀了。这又给了那个本就精神不稳定的鸦片吸食者查理很大的打击。

  她拒绝自己被前夫的去世和儿子的挣扎打垮。她必须同往常一样，直面自己该执行的责任。她必须把消极的想法从脑海中剔除。

  她决定转而思考生活中令她快乐的事；她的孙女爱玛最近出生了。生活的压力、新生的婴儿以及父亲的过世都让查理精神崩溃。

  为了应对服兵役时受的伤，他进行了自我药物治疗，他的酒瘾也越来越严重。

  走进治疗中心并好好工作对此刻的莉莎来说是一个挑战。当她开车过最后一个转弯时，她在医院后方看到了一辆警长的巡逻车。这在治疗中心并不少见。

  通常，一些病人会由警务人员带进药物滥用治疗设施。有时他们会从监狱被来回转移。

  这次，不知为何，那辆车的出现使她心悸。

停好车后，莉莎下车并伸手去拿她的公文包。"今天会好起来的。"她边走边想。

副警长杰西·雷登从巡逻车里走了出来。杰西是她死去前夫的弟弟。他是个大块头，穿着全套制服，配着枪、泰瑟枪和防弹背心，这让他看起来比本身更高大。

当他向她快速走来时，他的拳头紧握在两侧，莉莎禁不住想，"他现在又有什么毛病？"杰西很久前就戒酒了，但他依然不是个能够平心静气的人，看起来总像随时都准备开架一般。他对约翰和查理有着根深蒂固的怨念。

莉莎知道她算一个糟糕的家长。挣扎和痛苦对她来说仍是来来去去。当然，帮助他人为她治愈了一些心里的旧伤。

一大早就要面对杰西和他那魁梧的身躯又给莉莎带回了曾经的许多恐惧和焦虑。杰西把查理的问题归咎于她和约翰。即使相差八岁，他和约翰长得还是很像。他们看起来就像双胞胎一样。

曾遭受过的家暴、她的脆弱感和男性普遍表现出的漠视很快占据了莉莎的内心，让她难以动弹。

"我们找到查理了，"在15英里外他便向她喊道，"我们找到你儿子了。"

这个男人看起来总像是要和谁开架一般。现在可不是打架的时候。莉莎也曾试过独自承担起抚养查理和他哥哥罗伯特的重担。她知道自己做了一个失败的家长。

直到查理12岁时，她才开始戒瘾。

罗伯特已经为自己铺好了路。尽管母亲生了病，他还是获取了成功。但查理却不是这样。查理在败掉自己的人生。现在,杰西的弟弟约翰过世了。

副警长的咆哮声把她从思绪中带回到当下:"查理是在密苏里州独立城的一个加油站被发现的,我们把他转移回来了。那个臭小子现在在我们监狱里。那儿的警官说他当时嗑药嗑高到神智不清。乔对他人身攻击投诉的逮捕令已经出来了,所以独立城警察局帮我们拘留了他。

  莉莎心想,他又是那副不喝酒也像酒鬼一样怒气冲冲的态度。杰西,我不需要看你那副嘴脸。我不需要你那些破事。不过,莉莎什么都没说;杰西离她太近,而且个子太大了。另外,我们心里都清楚是我和约翰辜负了查理。

  她再也不能保持沉默了,"杰西,查理是个病人。他需要康复。他有毒瘾,最近又复发了。他不是个需要由你来审判的罪犯。"

  这是他做警察的工作;这就是杰西看待毫无价值的瘾君子的一贯方式。因此,他选择了直接来找莉莎对峙。杰西在很多层面都为约翰感到难过。失去一个兄弟并不容易。杰西回顾了约翰一生所做的种种选择,从青年时的吸毒,到这么年轻时就与莉莎结婚生子。约翰卖的毒品甚至比自己吸的更多。

  他已经尽其所能地保护了约翰;或许保护得太过了。杰西作为一名兄长,感觉自己就像约翰的父亲。当约翰继续摧毁自己的生活时,杰西深感悲痛。

  杰西从越南战争归来时便已经承担起了为人父母

的角色。

杰西从战争中九死一生,还把酒戒了。他把一切都锁在了心里。他喝了好一阵子酒,然后就那么停了下来。这样的经历造就了一个清醒的酒鬼。

约翰也该停下来的。他根本就不该沾毒品。约翰也没有需要逃避的战争经历。他不断地陷入麻烦中,然后便是杰西为他收拾烂摊子。弟弟让杰西很沮丧。他为什么就不能停下来呢?

现在他还得和约翰喝醉酒的儿子查理打交道,这真的很让他很恼火。

而约翰在哪呢?死了。

在加州死于服药过量。又或许死于是一场失败的毒品交易?谁知道呢?

到了这步田地,杰西甚至已经无所谓了。他半辈子都在照顾瘾君子。他受够了。

不,杰西做不到平静。他把酒戒了,便也停止关注自己的其他心病了。他是个不喝酒也怒气冲冲、愤愤不平的假酒鬼。

杰西说:"莉莎,他只是需要变得成熟一点。醒醒吧。"

莉莎回答说:"杰西,他不太能接受他父亲近期去世的消息。不管你我怎么看待约翰,他仍是查理的父亲。他意识不到自己的错误。他刚刚才失去了父亲。"

杰西说:"罗伯特就过得很好。查理怎么就不能呢?也许他可以回去上学什么的?"

"杰西，你清楚查理从阿富汗回来后一直在挣扎。再加上他有了个刚出生的宝宝，还没了父亲。"

"是吗，因为没了父亲。胡扯，"杰西喊道。

"莉莎，是这么回事儿。他当时开着车在密苏里独立城周边的一个破地方闲逛。我把他接到了。尽管不知道我为什么要他，但我把他接回来了。他还不停地哼唧着什么要执行总统的命令。我确实相信他还没从曾经经历过的破事儿里恢复过来。"

"杰西，他安全吗？"

"嗯，他被关起来了。"

莉莎说："杰西，按正常程序办就行了。找个人来评估他的精神情况，像对待其他人一样对待他。"

"还有一个问题，莉莎。他带着一条棕红色的拉布拉多大狗。"

"查理没有养狗，杰西。"

"他现在养了，他说狗是他的。"

"那只狗现在在哪？"

"狗在我巡逻车后座上，我打算直接把她带到城里的动物管理局。他们会把狗处理掉的。"

"我不会让你把狗处理掉的！我会想办法的，杰西，把那条该死的狗给我就行了。"

"查理管这只狗叫佐伊，不是'该死的'。"查理被自己的笑话逗笑了。"狗的名牌上写着萝西，你也可以叫她'该死的'或任何你想叫的名字，我不在乎。不管怎样，你要么把狗带走，要么把她送到动物管理局。查理现在一团糟。跟你说实话,那孩子真的把事情搞砸了。"

莉莎心里想:"我救不了我前夫,也治不好我儿子,但我绝对不会让你杀了那条狗!"

"听着,杰西,如果狗主人找到你们,就告诉他们狗在我这。我现在就把狗带走。"莉莎说。

莉莎接着说:"在我去世的前夫、与我自己的毒瘾的斗争以及阿富汗战争之中
……没错,杰西,查理是被折腾得一团糟。"

她接着说:"与迎面而来的困难作斗争是生活的意义所在。杰西,你没必要这么生气,也没必要和所有人都起冲突。我明白你想表达的。"

她说:"让我们尽己所能地面对生活吧。让我们慢慢清理掉上瘾过后留下的残局。杰西,我们来试着治愈周围的人好吗?我希望生活能治愈查理。我希望生活能让他回心转意。他这辈子经历得比十辈子该经历的都要多。"

杰西说:"那你需要对他做点什么。他现在非常反常。他很危险。"

"如同我说的,杰西,"莉萨回答说,"找人给他做评估。那就是我们目前能做的一切。现在,如果你不介意的话,我还有狗要照顾、工作要做。"

第七章：寻找萝西

回顾上个月约翰的追悼会，莉莎不太确定是什么驱使她去的。她的丈夫加里告诉过她："做你认为需要做的事。"加里信任她知道该怎么做。她抱着对过去释怀的渴望飞往了加州。她需要让所有事都回归正轨，也需要对自己两个孩子的父亲约翰告别。大儿子罗伯特和她一同前往了。

罗伯特即将大学毕业，并已经被法学院录取。查理不能和他们一起去参加父亲的追悼会是有原因的。

爱玛那时刚刚出生。

查理自然不能扔下克莱尔和爱玛去参加父亲的葬礼。克莱尔和莉莎都认为这是正确的决定。

莉莎没想到约翰的死会对查理带来如此大的影响。查理已经因为去年的一张酒驾罚单重新开始了滥用药物，真该死，在那之前他已经有一段时间不沾毒了。她以为他已经好多了。

莉莎再次面临着为查理安排戒瘾治疗的难题。这可不只是她一人的责任。

她一直希望约翰能挺身而出，做点什么。现在他死了。他帮不了任何人了。查理又和克莱尔有了个新生儿。真是一团糟！

想必她是疯了才把狗的事揽到自己怀里。她还是很困惑，因为查理没有养狗。莉莎抓着狗的项圈径直走过接待处进了办公室，并随手关上了门。

她放开了狗，坐在椅子上哭了起来。"上帝啊，我该怎么处理这一切？"她想道。"我儿子正在毁掉他的人生。但他仍在逃离现实。事实上，他根本看不清眼前发生的事。这已经不是第一次了。"

仿佛能看懂莉莎在想什么一样，萝西把头依偎在了莉莎的腿上。直到她站起来的那一刻，莉莎才意识到萝西还和她在一起。她抱了抱萝西，萝西往后退了两步。"见鬼，萝西，查理究竟是从哪里把你捡来的？"莉莎一边轻挠着萝西的耳后一边说道，"你真是个甜心。"

"我希望没人来认领你，萝西，"莉莎想，"我们需要你。"莉莎轻拍着萝西的头，揉了揉她的耳朵。

萝西的镇定感染了莉莎。

在那一刻,莉莎静静地听着自己进行了几个深呼吸。

她想:"我不想违反公司的规定。我不想违背职业道德。我不想让我儿子失望。我不想让杰西那么粗鄙的对待查理。"

眼泪慢慢流了出来。

她越思考这些事,便越想哭。

第三部分：
死亡

第八章：
查理的心魔

2011年8月

六周前，我正在向南前行。我和我的岳父乔大吵一架，于是便匆忙地离开了，目的地是我童年时的家。在去理完发后，我去喝了一杯啤酒。结果我从刚开始喝的那一杯啤酒变成了无休无止的饮酒。还有很长一段路要开，我没有太多时间打发。

对家乡和童年的回忆开始像电影一样在查理的脑中回放。

我最美好的回忆是露营和游泳。我和哥哥罗伯特非常享受和爸爸妈妈一起过暑假。

我们很喜欢在湖里钓鱼。谁能忘记那艘船呢？那条船对两个小男孩来说大极了。罗伯特会和我一起去钓鱼。爸爸会来帮忙。我们的狗佐伊会游泳、玩叼骨头,还会好好接受我们的爱。

在那个疯狂的家里,佐伊是我慰藉与安全感的来源。她吃食住行都在我身边。她还是个很值得信赖的好友,从不泄露秘密,总是很高兴看到我过来。佐伊是一个我能拥抱和交谈的朋友。

我总在和她互动。佐伊和我一起醒来,和我一起吃饭,晚上睡在我的床上。有了狗狗的亲吻,我感觉日子变得容易多了。

那片湖一望无际。和哥哥一起去抓鲈鱼的时光对我们来说简直是最棒的事情之一。

周末我们常去骨溪湖。妈妈总是忙着工作,或者忙着和朋友一起喝酒嗑药打发时光。每周末清晨至下午两点,她都在市中心的一家咖啡馆做早班的服务员。

家里只剩下爸爸管事。他大部分时间也都醉醺醺的。每周末他都会喝一辆箱啤酒。百威啤酒对爸爸来说是第一重要的东西。酒后从湖边驾车回家是件很棘手的事情。还好哥哥罗伯特识路,所以我们总能安全到家。父亲醉酒后,罗伯特便成了家长。

我记忆中的创伤开始卷土重来。我试着去回想快乐的记忆。大多数晚上都吵吵闹闹的,房子里都是我父母的狐朋狗友。爸爸妈妈喝的伶仃大醉,整夜嗑药。佐伊则教会了我如何安然地度过一个又一个危险的夜晚。

如今,26岁的我在夜晚的倾盆大雨中开车。车的挡风玻璃都裂开了,我几乎看不见前方的路。雨下得像水帘洞一样。我很心碎,也很愤怒。

是的,是我把车的挡风玻璃踢裂的。我踢得很猛,玻璃直接碎成了两半。

我被告知自己需要立即出城。"我们不希望你这种人在这里。"一位警官说道。"哪种人?"我想他们也许是以为我吸毒了?不,我这次只是喝了点威士忌。

雨越下越大。瓢泼大雨伴随着隆隆的雷声和明亮的闪电,整个夜空都被照亮了。情绪空虚的我试着给罗伯特打电话。无人接听。我继续向前开去。

有个狗娘养的冲我按喇叭。我大声喊道:"注意点你自己的路,混蛋!"

我不敢相信妻子克莱尔这时给我发来短信,信息写着:"你在哪里?我很担心。"

"那个婊子!"查理想。

查理说:"爱玛不是乔的女儿,她是我的女儿,该死的!"

克莱尔的父亲乔总是多管闲事。他确实不沾酒也不沾毒,所以自以为他比我高尚。克莱尔把我赶出了家门,真是气死我了。雨点打在挡风玻璃上,再一次把我拉出了思绪。真是好大的一场雨啊。

我把手机弄丢了。真可惜,我还想把这鬼场景放到脸书上直播。没人会相信有这样的倾盆大雨。

这条公路很窄。我的前车灯很暗。这是一次漆黑的深夜驾车。雨下得很大,我还有很长的路要开。

我可以在路易斯堡订一间便宜的汽车旅馆。

一家汽车旅馆映入眼帘。

这地方看起来不赖。

我把车停好后走进了大厅。这里布满灰尘的旧家具和脏兮兮的破旧地毯散发出一股潮湿的味道。

我按下蜂鸣器，沉闷的声音把一个昏昏入睡的店员叫到了大厅。他用挑剔的眼光打量着我。这个店员说："我们不想收你这样的人。"

什么？他真的那么说了吗？这话我一小时内听了两次。

我只喝了一瓶啤酒，"你是觉得我吸毒了？"

可……我不记得自己有吸毒。

我挺直了身子，客气地问道："请问我能订一间房吗？"

店员从柜台下掏出了一把枪。

看样子他恐怕是有点摆脱我这类人的经验。

"行。我现在就走。"我向他保证。

我举起双手，伸出手掌，向他表明我没有恶意，随即便离开了。

我回到车里，向北开去。

见鬼，那把枪太吓人了，当我刚刚服用的氧可酮开始起作用时，所有和枪有关的想法很快就遗忘了。妈的，我可吸爽了！

我没错。我在爱玛出生前就这样，克莱尔是知道这点的！她知道我有多喜欢找乐子。

在我们生爱玛以前,她还经常陪我一起爽呢!有孩子并不与找乐子相矛盾。我的童年就是最好的证明。在我继续行驶时,大雨把我带回了童年的记忆中。

我亲爱的佐伊,她总是在以她的镇定、善良和忠诚无私地给予。

我曾经告诉过佐伊我想成为一名犬科医生。我和她谈过,我相信她能听得懂。她想让我成为一个受尊敬的人。我把自己当作佐伊的保护者和英雄。她被杀的那天,我意识到我只是个脆弱的孩子。

在这个充满毒品、酗酒、忽视和暴力的世界里,佐伊是我最亲密的朋友。一条深刻的爱的纽带把我们联系在一起。

那天下午的记忆仍然让我充满了愤怒。就在那天,拥有佐伊所带给我的安全感结束了。

一天晚上,爸爸从加州过来时顺便来探望我和罗伯特。他一进门就给我带来了有趣的新玩具。后来他和妈妈打了起来,然后重重地摔门而出。

他发动了引擎,随之轮胎发出了刺耳的摩擦声,示意他要离开了。然后我听到了砰的一声和一个刺耳的哀鸣,紧接着便是爸爸的咒骂声。

我记得我在车旁跑来跑去地想把她扶起来。

我的佐伊,她被压垮了。我爸爸把车完全压过了她身体的中央。没希望了。她会就这样死在我怀里。我把她温热的身体紧贴在我身边,听着她缓慢的呼吸声。我不是她的英雄；她才是我的英雄。我不是她的保护者，她是我的。"我很抱歉。"这是我唯一能说的，一遍又一遍的"我很抱歉"。

直到她的身体变得冰冷，我的泪水哭干，我才愿意把她从怀里放下。妈妈在她鼻子上放了一块小镜子，说："儿子，她已经没有呼吸了。"

"爸爸呢？"我问。她说："他走了。"

我问道："有人能帮我看着我的狗吗？"

罗伯特说他会照看她。

一声响亮的鸣笛把我从回忆中拉了回来。是在提醒酒驾的我。

我一直期盼着罗伯特会打来电话。我醉了。我也把手机弄丢了。

佐伊死后，一切都变了。接下来的岁月里，家里充满了愤怒和无休无止的争吵声。爸爸妈妈似乎从未停止过吵架。妈妈总是在生气。而爸爸总是不在家，他经常跑到西海岸旅行。接着他们的离婚协议便生效了。他从来都醉醺醺的。我当时没有太注意到那点。他出去旅行的时间越来越长，直到后来我几乎见不到他。

最近，关于爸爸的记忆总在我脑海里挥之不去。两个月前，警察打电话告诉了妈妈我爸爸去世的消息。一定是因为毒品交易搞砸了或者吸毒过量。我不清楚。妈妈不愿意谈起他的死。

我想飞去加州，但被妈妈和克莱尔阻止了。爱玛刚刚出生，克莱尔需要我的帮助。反正我也没法再为爸爸做些什么了。

我很想他。

我知道他在贩毒。我听妈妈谈起过。这几个月过得太难了。我找不到谁来帮我。

罗伯特还是不接我的电话。

在我阿富汗服役结束后的那段日子糟糕透了。一切都开始直线下滑。其实,我列了一份记录我痛苦、悲伤和耻辱的清单,是我在威奇托市退伍军人疗养院接受治疗时写下的。那段治疗奏效了一段时间。

在克莱尔怀上爱玛之前,我停掉了鸦片类药物和酒精。紧接着,我失去了父亲,又变回了那个迷途的孩子。

我为了麻木身心的疼痛,一开始只喝了几杯酒。在那几杯酒里我加了点鸦片。这给我造成了更大的压力。

家里新生儿的降生更让我觉得自己失去了对生活的控制。克莱尔对我越来越生气,她总是大喊大叫要我帮忙。直到最后她离开了我。

我感到如此的迷失、受伤、孤独和困惑。我的生活更是一落千丈。我希望我能回到那决定性的一刻重新开始:我动手打了我的岳父乔。

在克莱尔带着爱玛离开我后,我开始专注于美国总统的指示。我是一名待命的士兵。我是一名训练有素的军医,我对这个国家的贡献备受尊敬。毕竟我是得过军功章的。

我开始吸食鸦片。我不停地梦见那次疏散。梦里我只是一遍又一遍地寻找那个孩子,但我醒来后就是在那个士兵身下找不到她。我摆脱不了那个反复重现的梦。

　　总统已经选择了我去加入拯救任务。我准备好了;只是在等待命令的召唤。问题是,如果我再次吸食鸦片,那我就没法准备好。我为自己制定了一些威士忌日和鸦片之夜。

荣耀

"每位军人都在某个时刻为美利坚合众国开了一张金额为自己生命的空白支票。"

——作者不详

第九章：蜘蛛网

　　这是我在杰克逊县监狱的第一天早晨。一名警官正把我带往一个能让我清醒思考的地方。
　　去他们的！
　　我嘴里充满了呕吐味，还有我的头……我的头痛得像有人拿它当篮球打过一样。
　　我感觉糟透了。
　　我想不清楚总统到底想让我做什么。可能是让我去应援另一场自然灾害，就像几个月前我去过的密苏里州的乔普林龙卷风一样。
　　这一次，我得尽力确保县紧急医疗服务部准备更多的尸袋。真希望我能忘记那场景。近距离体验那场龙卷风的破坏性让我想起了在阿富汗打仗时的一次交火。

一百六十多人在乔普林龙卷风中丧生。我的神经都快炸了。总统选中了我去执行一项新的任务。

"不,我吃不下。"我告诉警官,"我刚才吐过。你没听到我说的话吗?"

"我有提到我的头很痛吗?就像有人把它丢来丢去一样。我的天,昨晚到底发生了什么?"

这次我的脱瘾状况比以往还要差。"我梦见我正抱着佐伊。"戒毒室的牢门砰的一声把我吵醒了。那声音太刺耳了!

警官喊道:"别叫了孩子!"我的身体蜷缩成胎儿的姿势,全身的衣服都被汗水浸透了。

他问我:"你为什么大喊大叫?"

全身又冷又湿,我没有回应。我的心跳得就像要从胸口跳出来一样。我只是躺在那里,没有回应。

我目睹的那场残酷的死亡在我脑海中回荡。

警官要求道:"闭嘴吧,孩子,这样我就不用再回来查看你了。"

"我是一名退伍军人,我需要医疗护理。"

警官报告道:"我们抓你是有逮捕令的。你哪儿也不能去。你在克劳福德郡袭击了一个人。你还记得吗?报告上说是个叫乔的人?"

查理坐在那里,浑身发抖着。

警官接着说:"你别无选择,伙计。你会被移送到克劳福德县监狱。"

我什么都记不得了。如果记得的话,我还可以编造个故事来辩解点什么。

　　我想起了点片段。是我把车撞坏了?记忆慢慢浮现在我的脑海——我看到了一堆垃圾和一扇破碎的车窗。我得坐在这里把这些事弄清楚。我记得那条路。我记得那场暴风雨。我记得汽车打转到了阴沟里。车没法从沟里移出来。我被困住了。然后佐伊出现了?

　　糟了,克莱尔把我赶出来了。该死,她爸爸乔出了点事。

　　我撞到他了吗?肯定不会吧!乔大多数时候都是个混蛋,但他可是克莱尔的父亲。

　　"查理,监狱书记员大约半小时后想和你谈谈。把自己收拾干净,准备好。"一位警官对我说。

　　我感觉糟透了,真想死。他们要处置我,而我甚至不知道自己做了什么。为什么我还没有被释放?天哪,真是一团糟!

　　我的身体几乎动不了了。

　　我用掉了克莱尔口中她给我的最后一次机会。

　　"查理,书记员现在要见你。你必须带着手铐,直到最终的释放。

　　"你能把手铐弄松点吗?我胳膊从昨晚到现在都在酸痛。事实上,我全身都疼。"

　　这位警官说:"我很惊讶你居然还活着。"

　　"查理·雷登先生,你昨晚喝的烂醉。你真是一团糟。总得对你做点什么吧。你在堪萨斯匹兹堡市袭击了一个人。"

我对此不予置评。

书记员告诉我,他们将把我转移到克劳福德县的监狱进行戒瘾,并告知了我对我人身攻击指控的逮捕令。我被指控酒后驾车罪,该行为导致了我的车掉进沟里。

当我问书记接下来会发生什么的时候,我想起总统有一项任务要交给我。对监狱书记员表明这件事并没有如我希望得那样让她对我刮目相看。书记员斜过头看着我,问道:"总统?"

"是的,美国总统。我有一个灾难善后任务。我正在等候给我的指令。"

书记员翻了个白眼,回答说:"我们会找人跟你谈的。我把你的任务像你说的那样一字一句记录下来了。"

"太好了。"查理回答道。

书记员接着说:"我认为你需要做个评估。孩子,我真的建议你戒掉这玩意儿。"

"我们会带你去进行戒瘾观察。"

前往克劳福德县时,警官给我戴上了手铐。

在双手被靠在背后的情况下把头放进巡逻车里从来不是一件容易事。我撞到脑袋的次数比我愿意承认的还多。我又回来了。

我和警官上路几个小时后,我们到达了目的地。我意识到我以前来过这个地方。"欢迎回到克劳福德县监狱戒毒所,"查理自言自语着,"请自便。"

"查理,这个方向去内室。坐在那边。"警官在把我的文件递给接待员时说。

坐在那里时,我在为想象中的总统的救灾善后任务做心理准备,并在脑海中开始了军事简报。

接待员从我的档案中读道:

查理·雷登

查理·雷登,现26岁,1984年11月21日出生于堪萨斯中普莱林顿市。母亲:莉莎·菲兹杰拉德,父亲:约翰·雷登。恢复中酗酒者和吸毒者。治疗记录在案。

从美国医疗护理机构光荣退伍,在阿富汗部署后回到家乡工作于克劳福德县急救中心。

"海军与海军陆战队阿富汗战役紫心勋章"获得者。

该人员报告说,第一次使用情绪改变药物大约在12岁左右,并持续到担任军医的那段时间。

该人员的母亲于堪萨斯东南部戒瘾治疗中心担任首席咨询师。

该人员的家庭成员，叔叔杰西·雷登，于克劳福德县警局工作。

该人员描述了他滥用酒精和鸦片类药物的长期历史，在服兵役与乔普林龙卷风后滥用加剧。第一次治疗为紧接着他退伍后进行的长达两年的治疗，于2011年5月22日的乔普林龙卷风紧急救援任务后复发。该人员表示救援任务使他经历了战争的闪回，他用了类似的字眼"太多的摧毁，太多的死亡"。

该人员报告说，他和妻子克莱尔当晚前往乔普林用餐和购物，然后去参加在圣约翰医院举行的匿名互助会。该人员报告说："我们是在下午五点半左右从西边开车过来的。我整个上午都在照顾爱玛，因为克莱尔要和朋友们一起在基督教青年会锻炼身体。那是在匹兹堡家中整理院子的完美的一天。"查理说："我刚洗完澡，克莱尔就提醒我，她想在我们去圣约翰医院的匿名互助会之前在乔普林吃饭和购物。"

  我们在春河精神健康中心附近的400号高速公路上向南行驶着，天色开始变暗，成了一种诡异的颜色。我对克莱尔说："这看起来不妙。我们得掉头回家。"后来我们得知，下午5点34分，一场EF5级*龙卷风正好在我们掉

---

* 用来测量龙卷风破坏力的藤田级数。EF5为最高等级。

头处以西3英里外登陆。那场足有一英里宽的龙卷风行进了22英里，形成了巨大的破坏，造成161人死亡。

该人员报告说，当他回到匹兹堡时，他的县紧急医疗服务寻呼机响了。在接下来的48小时里，他和一个由四个州联合组织的搜救队一起，试图寻找、识别和应对造成的破坏。他报告说他的分工是确认死者身份并协助转移尸体。

在这件事后，该人员再次开始滥用药物，并丢掉了他在县急救中心的工作。

  接待员读完报告后抬起头，开始和查理讲话："查理，你还记得过去两周发生的事情吗？"
  我只是坐在那里，头晕目眩。我的头感觉像是它的三倍大。无论往哪里看都晕得像摇过五次头似的，我所能看到的只有一片茫然。在很多层面上我都感到困惑。不是你记不起来东西的那种困惑，而更像是你试图弄清楚谁是谁的时候出现的那种困惑。那个护士和克莱尔一样吗？接待员是不是和我母亲莉莎一样？是总统把我派到这里来的吗？是为了考验我？为什么？现在又是什么灾难袭来了？我是不是又卷入了一场龙卷风？为什么墙上有金色的斑点？我是在寻宝吗？
  一切都感觉不对劲。我什么都想不起来——就是想不通。所以，我选择不说话。
  那个警官，那个接待员家伙，表现得像极了克莱尔的爸爸乔。

"我又复吸了,除此以外不知道还能说什么。"我终于回答了接待员警官的问题。

然后他问道:"我读到你获得过表彰你拯救一条人命的英勇行为的海军陆战队勋章?"查理只是低着头说:"是的。"

然后低声喃喃道:"那个军人还是死了。"

查理回想起那一刻。一言不发,查理的记忆如同一首无法抛出脑外的歌曲的旋律,与他的头脑玩起了把戏。直升机旋翼的拍打声;充斥他鼻孔的尘土气味混合着直升机喷漆燃料那独有的气味;升降机前机身的震动摇晃他椅子的触感。"我当时正在首都以北的一个小村庄里救火。我把两名海军陆战队员拉出来后,准备撤离。这时我听到一只狗在旋翼的拍打声中吠叫。"查理心里想。

我们起绰号叫"老鼠狗"的小猎犬在一堆瓦片上发疯了一般,又跳又叫。我听到了她的叫声,但却没发现什么异样。一条肮脏的狗罢了。我弯着腰跑到狗所在的地方,在岩石和瓦砾下注意到一只战靴。

当我把士兵挖出来时,一只小手动了一下。那个士兵倒在一个孩子的身上,救了她的命。查理默默地回想着士兵的名字。

他脱口而出:"海军陆战队下士迈克尔·李。他是英雄。"关于那件事,查理不愿再多说。

后来,查理问道:"我在脱瘾吗?你知道的,我正处在极度的身体疼痛和困惑之中。我想我把腿摔折了。"

第二天也遵循了一样的模式。护士问了我一些问题,并记录了我的生命体征。在这段时间里,我一直处于一种头晕目眩的困惑状态,忍受着难以置信的疼痛和思想打击。

"今天感觉怎么样?"护士问道。她没有等我回复,我想我一定是呆望了她太久没有回答。

我以为我看见杰西了。哇,那太糟糕了。我爸爸的弟弟,我的叔叔杰西。或者那不是杰西?或许是我爸爸约翰。他没有真死?或许他和总统的计划有关。

最后,查理喃喃道:"我感觉不错。"

"我不停地梦见那次撤离行动。梦里我只是一遍又一遍地寻找那个孩子。我在士兵身下找不到她。谢天谢地,那天狗发现了她。"接着,我清醒过来了。

护士猛地转过头来,专注地看着我,看样子像是很震惊听到我的喃喃低语。

"很高兴知道你感觉不错,"她说,"我叫贝丝。"

我问她我的妻子克莱尔是否有联系这里。她的回答是:"据我所知没有。你不允许有访客。"

"我的妻子是一名护士。她叫克莱尔。我们刚生了一个孩子——这是她的照片。不好意思,照片被水泡花了。"

当我问贝丝我在哪里时,她解释说:"在你离开独立城拘留所后,你被送到了县戒毒所。"她说:"你当时连话都说不出几句,我们也不确定你的伤势有多严重。我们知道你的腿伤,但你头部受伤的程度就不那么直观了。我会派唐和你核对你的入院信息,他是你的护理员。他会尽力把各项事宜跟你解释清楚。"

那天晚些时候,唐进来记下了他所需的所有细节,他问了我很多问题。他说,一旦我的思路清晰了,我就会与我的咨询师拉里见面,他将会为我未来的护理制定计划。

不知道具体是什么时候,一只狗走了进来。

一只巧克力色拉布拉多犬。这是我车祸时的狗吗?还是佐伊?工作人员问道:"你有见过我们的设施犬萝西吗?"

我的回答是:"我不确定。"然而,她一走进房间,就激动地、坚定地向我扑了过来。我有了一个访客:萝西。

我叫了她的名字,她便走过来坐在我床边。唐说:"看来你已经见过萝西了。"查理拥抱着萝西说:"这是救了我的命的天使。"

过了一会儿,拉里进来了。他身材矮小又健壮,长着一头乌黑的头发,说话带着很浓的意大利口音。拉里表示,他将担任我的咨询师。在清醒后,我需要做出一些决定。在他听完我的药物滥用和复吸史后,我的话立刻变少了。他似乎认为我需要说更多。

"你还记得来到这里的情景吗?"拉里问道。

"不知道。"我回答说。他向我保证,一旦笼罩在脑海中的那片雾散去,记忆就会恢复。

很高兴我在这里?我可不高兴我在这里。一点都不!

那边的那把椅子看起来很舒服。我想我还是去那里坐着好了。当我坐在窗边向外看的时候,我真希望我此刻不在这里。我只想赶紧离开。这里能看到的唯一让我感兴趣的就是一张该死的蜘蛛网。问题是,我没有和克莱尔在一起。我失去了她。我又复吸了。

还有另一个问题。我没有和我的孩子在一起——我的亲骨肉。我没和我的孩子在一起!不行,我不能留在这个该死的地方,我得离开。我就像那只蜘蛛。不,不是那只蜘蛛。我就像那只被蜘蛛网困住的飞蛾,而这里的人就是蜘蛛!

话说回来,克莱尔为什么不回我的短信?感伤如波涛滚滚而来,转而被愤恨所掩盖。我真是一团糟。我的生活毁了。完了。

我感觉到的只有痛苦。我太伤心、太忧郁了。我当时在想什么呢?关于总统的那些破想法是怎么回事?还有什么没有完成的任务之类的鬼话?老天,我毫无逻辑。我太糊涂了。

我向窗外望去。我的目光越过了蜘蛛和飞蛾,越过了我和我被俘虏的身份。我把自己看作一只缴械投降的飞蛾。透过窗户,又经过一条走廊,我看到了我的岳父乔,那个指控我袭击罪的人。

见鬼,事情还能变得更复杂吗?

第四部分：
历史

第十章：仅此一天

记忆的时钟在查理岳父乔的脑海中倒退了近十年。当过去的情景在他脑中回放时，乔想起这些年他是如何把查理当作自己的亲儿子，而非仅是女婿。他心中的查理一点也不像现在这个当着女儿的面打自己的醉汉。

乔中士在老罗留下的日记本中如是记载道：

当时我正坐在堪萨斯州波旁县的一间牢房里。我的生活即将发生重大转折。当然，当时我以为发生的转折会是负面的。在我眼里，包括我家人在内的所有人感觉都像是我的敌人。我曾为国家服务。我曾带领人们上战场占领阵地，一次又一次地夺取越南丛林中的那些山丘。我们失去了很多优秀的海军陆战队军人。大多数人不会每天都接触死亡,可我不得不。把我的指挥部活着带回家是我的目标。我的工作就是让人们活着。第一个战友的死去对我打击至深,所以赢得那场战役变成了对于我非常私人的一件事。老子就是越战里最豁出去的那个。我无所畏惧。

而如今,我在号子里蹲着。该死,我没做错!那个自作聪明的蠢货活该!

我接到了退伍军人事务部的一个电话。

"首先,士兵…"

是谁他妈打给他们的?我感觉自己又回到了新兵训练营。见鬼,我都快忘了我已经退休了。退伍军人管理局的官员滔滔不绝地讲着我的历史,就好像我不记得自己打过的那些架似的。他已经和我家人谈过了,他们都认为,直到我选择去哪家戒瘾所,我得一直留在这里。问题是,我是想回到退伍军人医院还是社区戒瘾中心。回答这个问题是唯一能让我离开这里的办法,所以我需要马上做决定。

退伍军人管理局的官员不肯说是我的哪些家人通知的他们。一定是我的前妻,或许是我的女友,又或者是我女儿克莱尔。克莱尔只是个孩子。我能肯定的是,我越南之行的兄弟不是告密者!

我告诉了那个人我中意的疗养院——他又臭又阴冷的老窝!

于是我继续蹲起了号子。希望牢饭是香的。

在牢房里住了15天后,克莱尔打来电话。我的女儿始终能让我心软。她美丽、善良、温柔,而且聪明的令人难以置信。她到底是我的女儿。

她开始责备我:"爸爸,怎么回事?妈妈说你因为在酒吧打架进了监狱?"克莱尔的妈妈是我的前妻乔伊斯。

"爸爸,振作起来。求您了!如果你把自己毁了,谁来陪在我身边?你不知道我需要你吗?谁来教我开车?谁来参加我的毕业典礼?谁来在我的大喜日子牵着我走向新郎?那人应该是你!爸爸,我需要你!求求你,去接受治疗。求求你,好起来吧。"克莱尔恳求道。

我的心都化了。我永远都不能对我的宝贝说不。我真的很想陪在她身边。

我需要做她的顶梁柱。"当我还小的时候,你总是在我身边。你给我打包午餐,帮我梳头。我不再需要那些了,爸爸,但我仍然需要你。那是你是我的英雄。请继续做我的英雄吧。"

我坐在牢房里,沉思着克莱尔的话。三周后,我的海军老朋友厄尼把我保释了出来。克莱尔就站在他身边。我的第一个想法是:"现在好了。来杯啤酒怎么样?"

然而,他们对我另有安排。厄尼联系了克莱尔,他们一起计划要把我送进吉拉德的戒瘾中心。

他们把我直接送到了那里。克莱尔在入口处给了我一个很大的拥抱。她看着我的眼睛说:"我知道你能做到的,爸爸。为了你自己和我,你能做到的。我对你有信心。你是我的英雄。"

厄尼重重地拍了拍我的背,说:"把对自己的怀疑交到上帝手中,把你的瘾驱除。"他最后说:"仅此一天。乔,留在这里。放手吧,让上帝来引路吧。"

第十一章：
更高的力量

乔的故事

　　故事从我进入堪萨斯东南部戒瘾治疗中心开始。我想谈谈我作为一名军人的康复历程。

　　我在戒瘾中心待了三十天。我参加此次互助会是为了回馈我在这里获得的一些东西。在我结束治疗十天后，我发现我又要做爸爸了。我都五十岁了！我与一位比我小二十岁的女士在同居，她本不打算怀孕。然后在我结束治疗十天后，我听说她怀孕了。

　　我得做个决定。我得决定我是否要在五十岁时承担起做父亲的责任。

　　我确实很爱这位女士。我决定与她结婚。我于十一月结束治疗,并于十二月结婚。

乔说:"一位我在治疗中心结交的军人友人一月份从堪萨斯州的威奇托市打来电话。他出了一些健康问题,想让我去探望他。我认识这家伙才三十天。我不清楚他是否只是想要钱,也不知道他找我想做什么。抱着碰运气的心态,我开车去了威奇托。"

老罗说的都是实话。我在医院看到了他。他的肝和肾脏都在衰竭。我在威奇托看望了他几次。他的情况变得越来越糟糕。

二月,凌晨两点,圣弗朗西斯医院给我打来电话。他们确认了我的身份后通知了我老罗不治而亡的讯息。

他做的最后一件事就是在一张纸签字——这份文件给了我处理他的遗体、一枚越战勋章和一本手写日记的合法权利。

我相信,通过老罗的日记,一种更高的力量进入了我的生活。即使老罗不在了,他还是成为了我友谊与康复的老师。

所以,在我发现我要当新爸爸后的两个月内,我都没有结束治疗。毕竟我刚刚结婚,手里还有一具尸体要处理。

一具尸体和一个康复中上瘾者的日记——一本我让我很难读下去的日记。这可是一位军人兼朋友的手写文字。

上瘾这个疾病花费了大部分戒瘾中的人们的钱,

但我们还是设法在斯科特要塞国家公墓为老罗买下了一方坟墓。

在我的军友被火化后，我们埋葬了他。我联系来了几个曾与我们一起接受治疗的人。

我的一个做牧师的朋友彼得为老罗举行了一场小型仪式。我们读了一部分他的日记，向他道了别。

我怀着沉重的心情回到了家。有生之年，我曾向许多士兵说过最后的告别。老罗很特别。在我上次来访时，他非常平静。他说他已经完成了戒酒互助会的前五步。他警告我不要被酒精迷惑。然后他笑着说："哦，我应该说，别又上当了。"老罗笑容满面。

在那么多人中，他选择了我来当作他的精神领袖——他的牧师，并表示他对我的来访感到荣幸。我对他开玩笑说，我找不到比他更大的罪人了，所以我知道我必须来救救他。我们手握着手，一起背诵了最神圣祈祷词。

我们背诵得正和任何一个几十年没有沾过教堂的边的戒瘾者一样生疏。我们长篇大论地谈起了我们戒酒互助会的精神层面、我们对更高力量的追逐，以及我们对自我的妥协。我们作为在同一场战争战斗过的士兵，在一场新的斗争中团结到了一起。

我们念了主祷文，拥抱，然后说了再见。

我不打算在战争之外再经历一遍这样的事。我在《戒酒大纲》中读到，我们必须"清理过去的残骸"。

老罗的日记是他在生活中造成破坏后留下的"残

骸"。当我通读这本日记时,我意识到我对他的了解是多么的少。

　　他过去的"残骸"我看得清清楚楚。
同为一名军人,我读了他的日记。

　　他的"残骸"越读越和我的一样。
令我由衷高兴的是,他写到了他康复的经历。

来自罗伯德"老罗"的日记

已知者不会宣扬,因为仅通过聆听诉说,他人可能无法自我发现那股更高的力量。作为上瘾者,我们每个人都必须完全地放下自我,以找到比自己更强大的力量。在我们作为戒瘾者的必经之旅上的宁静时刻中,那股力量会为我们耳语。

戒瘾者需不借由任何酒精与毒品,清醒地活着。

戒瘾者需找到自己的位置与更高的力量。

戒瘾者需感恩,从自我妥协中找寻希望。

戒瘾者需识别邪恶事物,认出敌人。

戒瘾者需宽恕自己与他人。

戒瘾者需时刻准备好，直面生活。

戒瘾者需耐心等待。

戒瘾者需了解他的周围环境，有目的地进行互动。

戒瘾者需准备好面对无论好坏的变化。

戒瘾者可以通过触碰和言语治愈自己和他人。

戒瘾者需有远见。

戒瘾者永不可放下自我康复的意识，直到死亡。

戒瘾者需清楚自己骨子里是谁。

读了老罗的日记后，清理我生活的残骸成了我的当务之急。
  老罗已经为药物滥用这种疾病的发展做好了准备。
  老罗给我留下了一个挑战，那就是提高我戒瘾标准的严格性。那本日记就是他留下的遗产。
  我知道我必须完成我的第四步和第五步。我后来有幸传播戒酒互助会《戒酒大纲》的第五章"原理"所传达的信息。

第二年的7月26日，也就是我结束治疗大约九个月后，马特出生了。做父亲的感觉太棒了。他是个好儿子。我在五十一岁时又做了父亲。

马特在年岁上是婴儿，而我是戒瘾道路上的婴儿。既然老罗的日记现在是我的了，他在死后留给了我，我便开始了在老罗的日记本里写东西。作为一个感恩的戒毒者，记日记这个机会将会由老罗指引我去寻找我人生中更高的意义。我会为我刚出生的儿子记下戒瘾是怎样的概念。

无论戒瘾与否，任何人在日常生活中都可以遵循这条道路。

老罗面临的挑战是继续追寻他更高人生意义的道路。

如今，我又一次进入了战场，这次上瘾是我的敌人。

最伟大的战斗是在心理上取得胜利的。

第十二章：
个人危机

乔

"不能或者不愿全身心投入这个戒酒项目的人是难以康复的。那些人通常是不能真诚面临自己的男人和女人们。"——来自《戒酒大纲》第五章。

九月份的某个时候，也就是我结束治疗后大约十个月，我妻子在她右侧脖子上发现了一个肿块。她去看了医生，并做了活组织检查。手术后不到一周，我妻子就被诊断出患有转移性黑色素瘤第三期。

乔说："我们有个一两个月大的婴儿。离我结束戒毒治疗也还不到十个月。"

幸运的是，堪萨斯匹兹堡的肿瘤学家建议我们去了罗切斯特的梅奥门诊部。

我们借了我岳父母的野营车,带着两个月大的婴儿,出发去面对这个严峻的事情。

我们在情感上和精神上都紧紧地牵挂在一起。我带上了我的《戒酒大纲》、我的十二步戒酒指南、我的圣经,还有老罗的日记。

我和我刚出生的儿子都处在我们的婴儿阶段——他是年龄层面的;我是戒瘾阶段层面的。

我和妻子仍在惊吓与无助之中苦苦挣扎。我们都因对她的病了解甚微而感到无比的脆弱。

我们只能靠着心中更高力量的存在继续前行。我可以通过酗酒来麻痹自己;或者我可以去参加戒酒互助会和在老罗的日记本中撰文安抚自己。

如果我选择后者,我便可以清楚得见证像自己在日记本中写的那种完全妥协与精神成长。

我们在罗切斯特停留了两个月。在此期间,我的妻子做了手术。十一月份时,我们返回了家中。

他们不建议放疗或化疗。

她参与了一项涉及干扰素的试验性治疗。

在一月份,我从午夜工作到早上八点。在我上班的时候,我的父母会照看我们的宝宝马特。

在接下来的十二个月里都由我每周三次地给我的妻子凯西注射干扰素。这些注射剂把她弄得很虚弱。出乎意料的是,我们竟设法坚持了下来。

经过治疗后,她再次接受了体检。他们没有发现癌症的迹象。

今年四月,她又去做了一次扫描。这次,他们在她的腹部发现了一个高尔夫球大小的肿瘤。

于是,我们回到了罗切斯特。他们确定肿瘤已经被控制住了。手术可以在那里进行,也可以在我们家所在的城市进行。我们在家乡的医院做了切除手术。

当我坐在医院和医生办公室里为我妻子的康复祈祷的时候,我总是把老罗的日记放在手边,以便随时读写。

"放手吧,让上帝引导你吧。"这句话一直存在我脑中。

我的海军伙伴说得没错。自从我出狱那天,我就一直没有接触酒精和药物。我仍然一天一天地清醒着。

当和同我女婿查理这样的上瘾者谈到有关戒瘾和情绪触发因素的事情时,我有时会借鉴自己的故事。

我不相信查理会有任何理由去吸毒,因为瘾君子都承担不起放下他们戒瘾原则的后果。

一个康复中的瘾君子必须学会以实际行动保持清醒。这本日记是强调实际行动的。

人生不仅只是玩玩。作为一个人,你会经历生活中的好事与坏事。沉下心去戒毒会教人如何像一名战士一样活着。

老罗写过:"上帝会拯救你的灵魂,而戒酒互助会能救你的命。"

我的日记给了自己来见证我戒酒历程的地方。

老罗教会了我一些戒酒的必要行为。

我和妻子去了很多次梅奥诊所和堪萨斯大学医学部,每次行程那本翻旧了的《戒酒大纲》和老罗给我的日记本都被我带在身边。

那本日记已经成为了我们共同的戒瘾之旅。

在十余年的戒瘾过程中,我已经有了数以千计的因为我不沾酒和毒而获得的奖励。

我认为在所有奖励其中有两个是最重要的。一是我能清醒地陪伴妻子完成她的癌症诊断与治疗。

另一个奖励是,我能在父亲去世后供养母亲。这些奖励我是拿什么来都不会交换的。我能走到今天,其中过程充满了挑战与苦难。这条路我走的清清醒醒,没有酒精与毒品的陪伴。

"我们所看到的戒瘾失败的人们很少是完全遵循我们提供的道路的。"《戒酒大纲》如是写道,"那些没有戒瘾成功的人都是没有能力对自己坦诚相待之人。"

戒瘾是人生中的一场最伟大的战役,戒瘾者需要随时克服人生中不可控的种种。一个感恩的戒瘾者会拥抱生活，看到希望。我曾经就处在那个境地，我参与了那场战役。

我爱我的生活，我爱我的家人。我的生活并不都是愉快的，远非如此。我认为这也是一份礼物，包括老罗的死。他的身体没能撑住。他的肝脏和肾脏衰竭了。

在我的戒瘾之路上，我把他放在了心中，给予我力量与安慰。是老罗让我始终看清现实，保持清醒。

我们知道即使我们今天是清醒的，也不能保证复吸后还会再有一次机会。

老罗没能有多一次的机会。我坚信，当你在戒瘾之路上时，你时刻都不可脱离这个充满诱惑的世界的现实。

这场战斗永远都不会结束。

正如老罗在他日记中多描述的一样：

一名勇士是不借由酒精和毒品活着的。这样做使他能够随时准备好去克服生活中的不可控性，而不是像我一样浪费生命。我已经快要死于肝功能衰竭了。

第五部分:
孩子

第十三章：夹在一切混乱之中

克莱尔

从小到大，我父亲乔对我都非常严格。我不记得自己有过多少真正的童年时光。我总是看着我的朋友们玩得开心。我记得我那时不得不做一个非常负责和成熟的孩子。

我总是不能记住所有的规矩。

十几岁的时候，我很叛逆。我成了一个活生生的矛盾体。我作为一名全A学生，是排球队和垒球队的明星，还是啦啦队长。我加入了所有社团，每个周末都在外面喝得伶仃大醉。

我也确实是家里的骄傲。人们认为我沉稳、聪明、能干。

十年前，我正面质问了父亲的酗酒问题。

莉莎说我是我们家的英雄。我觉得这是好事？如果不算好事，她的话至少也算有意义。

有意义的地方在于，莉莎的工作就是去了解成瘾与戒毒对一个家庭意味着什么。

生活在这个家庭便是更加复杂的一回事了。

我冷漠的外壳里隐藏着一个非常脆弱的未长大的孩子。

我想爱玛的祖母莉莎看得出来。

她似乎非常了解我，甚至可能比我更了解我自己。生活教会了她很多东西。

我与莉莎再一次拥抱，希望她的儿子、我的丈夫查理能在精神层面回到我们身边，走上戒酒路，以挽救他的生命。

在某种程度上，我和她的路交织在一起是可以理解的。

查理的家庭环境混乱，几乎没有什么管教。我的正好相反。我现在做什么都反着来——狂欢、喝酒、打破所有的规矩。

任何我不该做的事，我都做了。我是在一个派对上遇见查理的。

他太有趣了。他能让我从生活的压力中解脱出来。我非常享受那种感觉。

我的父母给我施加了太大的压力。他们想让我过上好日子。做一个完美的人是有压力的。

酒精给了我在生活其他方面所没有的自由。

喝酒让我感到如此的自由。每个周末我都会跑去喝酒,把我从生活中的所有压力中解脱出来。

遇见查理只是我喝酒放松之外获得的一个额外的奖励。我们可以一起喝酒,玩得开心。

我们的感情很快就升温了。同样的狂野而鲁莽,我们被对方深深吸引。

我设法在每周末都狂欢的情况下读完了高中。我甚至在班上以优异的成绩毕业。

查理去参军了。我去了大学校园。在大学里,我获得了更多的独立和个人自由,所以我饮酒的需求也降低了。

查理则是另一回事。在服兵役期间和之后,他对酒精的需求增加了。

查理在阿富汗战争中做一名应征入伍的军医。他在那里的经历加剧了他的饮酒行为。

随着他酗酒和吸毒的日渐频繁,我们开始渐行渐远。

我专注于我的大学护理专业学位。查理感兴趣的则是他下一步可以滥用什么药物。

最糟糕的是,他对这一切都不知不觉。

莉莎最终介入并与查理对质他的上瘾情况,将他送入了军人康复项目。我相信那只会让他短时间被迫停止饮酒。查理并没有下决心戒瘾。

我们正处于分手的边缘。一次小小的验孕测试改变了一切。我怀孕了。

我们商议了该怎么做。讨论的结果是我们会结婚。

在那段时间里，查理完成了他的第一轮治疗。他很稳定也很清醒。我知道我们的生活将会永远改变，但查理的戒瘾至少给了我们有所努力的方向。

查理没有让人失望。在我的孕期，甚至在爱玛出生后，他都表现地非常棒。他努力工作以保持戒瘾的清醒。他帮忙做家务，并承诺要做一个他自己未曾有过的好父亲。

一名勇者是时刻准备好去面临无论好坏的改变的。

2011年5月22日，乔普林龙卷风打断了我们的生活。查理在那场灾难中担任急救人员。他目睹了大规模的死亡和破坏。当我回首往事时，我可以清楚地看到他的创伤后应激障碍开始回到他的生活，然后悄无声息地开始对我们的生活造成影响。

我的首要任务是照顾好我自己和我们为出生的孩子。

作为一名急救人员，查理只是履行了他的职责，但与此同时，他目睹了灾难造成的绝望之境，这对他造成了极大的伤害。这件事先是影响了他的睡眠，然后影响了他的日常思维。

他开始利用酒精自我治疗,以应对夜晚的噩梦和白天他脑子里痛苦的想法。他需要去看心理医生。

随着他军事部署的经历开始重新浮现他的脑海,他那反复出现的痛苦想法越变越糟。他睡不着觉。他的首选药物演变为他曾在阿富汗受伤时使用的奥施康定。

这是个大问题。使用酒精和鸦片类药物不是个好主意。

他对他妈妈隐瞒了他的药物使用。接着,他的父亲去世了。

约翰去世时,爱玛刚刚出生。那时我不想因为查理去参加他父亲的追悼会而孤身一人。

事后想来,我不让查理去参加追悼会也许是一个错误。

公平地说,查理的父亲约翰不是一个好人。作为父亲,他更糟糕。约翰是个自私的瘾君子和毒贩。他能在遥远的加州过他那灾难性的生活让每个人都松了一口气。

这些话不仅仅是我说的。查理的家人——他的叔叔杰西和妈妈莉莎也说过这样的话。

父亲的去世对查理的打击很大。自我药物治疗没有起作用。他尝试过的药物没有给他一个好结果。他原就不堪一击的康复之路已不复存在。

莉莎告诉我,她心底里明白戒备森严的军人上瘾治疗中心只能暂时破使查理停止酗酒吸毒,而不是戒掉。"一个充满戒酒训导的头脑和一个装满酒的肚子是不会同时存在的,这只会使你停止酗酒。"

莉莎说："查理并不清楚十二步骤康复计划的前三步的意义所在。他很脆弱。他迷路了。他无路可走。"

克莱尔心想："她这话把我弄糊涂了，我不懂。如果不是我出面对质我当时在监狱里的父亲乔，他今天还是个酗酒者。说真的，就这么简单。没什么可多说的。"

渐渐地，查理滥用药物的表现变得越来越明显。

然而，与查理对质他的上瘾情况的事被搁置了。我生下了我们的孩子，后来我开始担心爱玛和我自己的安全。

在咨询了爸爸和查理的妈妈后，我决定自己需要参加一个戒酒互助会，并接受自己对查理的上瘾无能为力的事实。

爱玛的到来是第三个也是最后一个导致查理上瘾加重的导火索。先是那场龙卷风，紧接着是约翰的离世，然后是一个新生的婴儿。爱玛到来后一切都变了。爱玛让我心软。我渴望她能拥有生命中最美好的一切。

爱玛刚出生的日子在记忆里漫长又模糊。

就在她出生的几周后，查理又重新开始了他的老毛病。

我并不能完全理解他的瘾的本质，只感觉自己被他抛弃了。与莉莎交谈后，我清楚了一些，开始更好地了解这种疾病的发展过程。

一天，我终于受够了。我们吵了那么多次架，一遍又一遍，但什么都没有改变。
所以我离开了。

我跟爸爸谈了我和查理的问题，打包好行李，带着爱玛搬去到了爸爸家里。我迈出了让我们生活有所好转的第一大步。我当时是这么以为的。实际上，那才是事情真正爆发的时候。

查理来到了我爸爸家，和他起了冲突，并动手了。

爸爸给警局打了电话，举报了这件事。而查理跳进他的车，飞驰而去。四个多星期后，我终于得到了关于查理的消息。他被警方拘留，还以为自己是在执行总统的任务。

到了那个地步，我已经精疲力竭，无力在乎了。

第十四章：我必须要见查理

乔中士不是一个喜欢闲聊的人。他在监狱里度过的时间，加上他身体状况的恶化，让他走上了十二步骤康复计划的第一步。现在轮到查理来听劝诫了。乔勉强地认清了自己的态度"太过暴躁"，并强迫自己沉默片刻，以变得平静一些。电话铃声中断了他的冥想。

在那一刻，乔意识到上帝正在为他做自己做不到的事情。十年前，他的女儿克莱尔强迫使他接受治疗。她救了他的命。

乔的整个军旅生涯都在为此努力——拯救人们的生命。而如今，他面临着拯救女婿的难题。查理在一条直通死亡的道路上。他能做些什么或说些什么来救他呢？

乔接了电话。他先是听到急促的呼吸声，然后是泣不成声的几段话，紧随其后的是明显的情绪爆发。很难听出对方在讲什么。是克莱尔吗？

"亲爱的,你在哪里?"乔问。

克莱尔停下来喘了口气,回答说:"在你家门口的台阶上。"

她的泪水和失望通过语言穿透了电话。她的倾诉听上去像极了乔自己的忏悔录。

他想起了自己的错误行为和可耻的疑心,以及他与克莱尔母亲婚姻的痛苦教训。

当她说话时,他不知道她是否意识到她在和谁说话。她太心烦意乱了。

女儿讲的故事与自己的婚姻经历非常相似。乔默不作声。

她的倾诉仿佛是对他多年来所作所为的复述。这不是他的故事,而是查理的。这是一个上瘾者妻子的故事。她的痛苦之深令人心碎。

克莱尔救了他的命。对他来说,此刻试图用一句简单的"放手,把一切交给上帝"来安慰她怎样也是不够的。

对于他深爱的女儿来说,任何口号、格言和话语似乎都太陈词滥调。当他陷入绝望的深渊时,女儿把一架梯子扔进了那个又深又漆黑的洞里。

女儿救了他的命。他原以为没人在乎自己。他的女儿在黑暗中找到了他,并帮助了他面对毒瘾。他为她做什么都不算少。

"我会去见查理的。我去和他谈谈,克莱尔。听着,亲爱的,这件事我们只能一步一步来。我知道这非常痛苦,我也知道你想解决这个问题,但我们必须要有耐心,一天一天地来度过难关。"乔向克莱尔保证道。

私下里,乔所能想到的就是他有多想踹查理一脚,那个小混蛋。

"我是不会允许他这样对待我的女儿的。"

乔心里清楚查理的成瘾是一种慢性发展的疾病。他也清楚,揍他一顿不会有任何帮助。"我得冷静下来。"乔想。"他说:"我需要有更多的耐心。我还需要做些什么,但是上帝啊,我不知道我能做什么!"在和查理谈话前,他得冷静下来,否则他会掐死他的!他正在气头上。

乔拿出日记,开始翻阅。他读了一些他和老罗写过的东西。当他翻到戒瘾之路那一篇时,他停了下来。在他通读老罗列举的戒瘾之路清单和自己在此进行的修改与添加时,乔有了一个想法。我们是勇者。我们都是勇者!

老罗、查理和我都是军人!我可以在这本日记上下功夫,来触动查理军人的骄傲和荣誉感。

乔大声朗读起他要交给查理的东西。

已知者不会宣扬,因为仅通过聆听诉说,他人可能无法自我发现那股更高的力量。我们都是戒瘾之路上的勇者。我们必须在完全妥协的情况下,为自己找到比我们更强大的力量。这是这股力量,在我们安静的时刻向我们低语,指明我们作为戒瘾中的勇者的必经之路。在这满是上瘾诱惑的世界上,此路是一条"勇者之路"。

勇者是无需酒精与毒品,清醒地活着的。

勇者会选择他们应处的位置与更高的力量。

勇者是感恩的,他们在自我妥协中看到希望。

勇者识别邪恶,认出敌人。

康复中的勇者会宽恕自己和他人。

勇者随时都做好了准备,直面生活。

勇者会耐心等待。

勇者无欲无求。

勇者了解自己的周遭环境,并有目的地与之互动。

勇者随时准备好了去面对无论好坏的变化。

勇者可以通过触碰和言语治愈自己和他人。

勇者有远见。

勇者永远不会放下自我康复的意识,直到死亡。

勇者清楚自己骨子里是谁。

在那一刻，乔知道了他能做什么。他会去监狱，设法看看查理。他要么进去见查理，要么只去门口。他会给查理留一本日记。它可以给查理一些让他可以读或写的东西。如同老罗在戒瘾过程中触动了乔的思想一样，乔希望他也能激发查理为改变做出行动。

查理的人生难道还不够失控吗？如果他不诚实面对自己并与自我妥协，查理就不可能坚持戒瘾下去。他总得从哪里开始。他必须相信并找到他心中的那股更高力量。乔拿起日记向监狱出发。当他开进停车场时，他想："我需要在这本日记里加上最后一条。"

"如果人的自尊心与记忆中的现实互相矛盾，赢的一方总是自尊心。"

带着这个想法，乔开始发自内心地写作。他在那本备受喜爱的日记本里又加了一篇。

来自"老罗"罗伯德与乔的日记本

亲爱的查理，

作为康复中的上瘾者，当我们的生活变得无法控制时，我们必须去寻求精神层面上更高的力量。那是我们在戒瘾过程中真正体验和获取力量的方法。你的更高力量可能是一棵树或一条狗——萝西,也可能是耶稣,甚至是你所理解的上帝。我们只需从某一点开始,日复一日地与心中的力量建立联系,那样我们的能力就可以增长。那股更高的力量会教会我们戒瘾的意义。接着,我们与其他康复中的上瘾者一起,在匿名戒酒会上互相倾听,一步一步地完成十二步戒瘾法的每一个步骤。话已至此,但在我看来,很显然,你的人生已经失控了。我给你的建议是,你要好好考虑一下,也许在精神层面上找到一种比你更强大的力量可以帮助你恢复理智。如果你今天不能完全理解这一点,请还是跟随勇者之路与十二步戒瘾法的步骤。

  当乔把车开进监狱停车场时,他感到一股巨大的决心涌向他。这与他在越南所面对的情况不同。查理会如何打赢这场仗呢?结果会是什么呢?

  他不能让他的女儿失望。他无论如何也不能让克莱尔失望。尽管他不知道下一步该为查理做什么,但他仍然能感觉到查理对他动手而造成的身体与心理上的刺痛。他必须往深层次想。把查理看作一个人;一个病了的人,一个迫切需要康复的人,一个生命正在被浪费的人。

  不管他对查理的行为有何感想,他都需要把他看作一个病情已经恶化的人。病情已经发展到了乔生命中最重要的人都受到了影响的地步。乔的女儿和她的孩子爱玛正在被这病连带影响着。

  乔的愤怒再一次涌了上来,他想,我不想忍受那个蠢货的破事。他立刻意识到他的埋怨没有任何价值，但是该死的，私下说出来这话的感觉真好。

　　他所做的也只是喃喃自语。他没有大声说出来："如果那个混蛋伤害了我的女儿，我会杀了他；如果他伤害了我的孙女爱玛，我会再杀他一次。我会保护她们俩的。"他继续低声自言自语着。

　　伤害一个病人非英雄所为。

　　当乔坐在停车场里时，他一瞬间想起了十年前老罗的离世，以及老罗交与他的那本日记。这本日记充满了不清不醒的文字和令人费解的笔迹。这些年来，乔一路挣扎着在日记本上记录又修改、思考和祈祷，努力着让自己与酒精与毒品保持距离。

　　他深沉的情感涌上心头，想着，也许，仅是也许，这就是戒瘾的全部。

　　我会尽最大的努力把我对那个小混蛋的规定和要求放在一边。我会设法进去监狱，给他一个军人应得的待遇。乔楠楠自语道："查理，你能不能别这么傻？你还有一个新生儿呢！"

　　我最后一次见到查理时，一场大吵接踵而至。他喝醉了，表现得很疯狂，我真想揍他一顿。

　　克莱尔不让我那样做。那天晚上，我离开并回到家，心想："我很遗憾你那没用的父亲去世了。不过，他并没有带给你任何价值,尤其是在他吸毒的时候。"然后,我感谢了上帝让我又度过了一天,又无酒无毒的一天。

乔刚迈进监狱就知道他见不到查理了。他坐在休息室里,腿上放着日记,默默地沉思了一会儿。他在想什么?没有让他见查理,那他在这里浪费时间干什么?尽管如此,他还是坐在那里。

"乔下定决心无论如何都要试一试,他按下门铃,护士长随后问道:"我有什么能帮你的吗?"

"我是乔·汉克斯,我是来见查理·雷登的。"

"请稍等,我查一下。你们是家人吗?"

"我是他的岳父。他娶了我的女儿克莱尔。"

"副警长让我告诉你,查理现在正在隔离。他现在在戒毒室里。"

乔说:"我答应了女儿我会见他。我能进去吗?"

"我去问副警长。请稍等。"

"副警长说,你能做的是往前走到观察室,等他出来或者不再表现得那么疯狂。现在在他身边不安全。所以,你只可以透过观察镜看他。"

乔的目光停留在查理的身上,他听到电子门打开的声音,查理的叔叔杰西·雷登副警官走了出来。杰西和乔彼此认识;他们之间的代沟比他们和年轻人的小一些。

乔不假思索地说:"我给女婿带来了这本日记。你能确保他拿到吗?"

"当然,我会转交给他的,"杰西回答说,"乔,我们是因为你提出的袭击指控把他带到这里的。他们根据拘捕令逮捕了他和他的狗。"

乔说："杰西，我这么做是出于严格的爱，我想让查理明白，他的行为是有后果的。"

杰西说："乔，你看起来很糟糕。"

乔回答说："老实说，这几天很不容易。我亲眼看着我女儿的家庭分崩离析。我的外孙女值得比这更好的生活。"

"可不是吗，"杰西说，"他的父亲，我的弟弟约翰，已经浪费完了他的生命。我当然希望查理能表现地比他父亲好一点。"

"毕竟不是一家人，不进一家门，"乔说，"我只希望咱们这家人都能戒瘾。"

"是啊，"杰西怒气冲冲地说，"我会确保查理拿到日记的。"

说完，杰西突然转身走开了。

乔拿出手机，给克莱尔打了电话，给她留了言。乔详细描述了他去探监的情形："克莱尔，我去了监狱，看到了查理。也仅此而已了。查理的处境很糟糕。他看起来像被打了一样。他可能有一些骨折。杰西给我看了一张你车挡风玻璃的照片。破坏太大了。我们目前也没什么能为查理做的了。查理是会出狱的。我们只需要再等几天，或者几个星期。"

"我们不知道什么时候某人会出事。每个人内心都有复吸的萌芽，甚至我也不例外。感谢上帝，我的情况还好。尽管每个人都有复吸的可能，并不是每个人都能有再次戒瘾的可能。我们需要看着查理这次会怎么样。我们只能继续和他在这条戒瘾之路上走下去。

"克莱尔,你真的需要去参加一个戒瘾互助会。我会帮你照看爱玛的。就去试一个互助会吧;从中获取帮助需要一段时间,而且是一个漫长的过程。顺便问一下,你们什么时候养狗了?杰西提到了一些关于狗的事。事实上,查理把车扔了之后,他们在加油站把查理和这条狗一起逮捕了。"

第十五章：
活生生的儿童虐待

杰西对查理的探望

通向戒毒室的门飞快地打开了。查理抬起头来。杰西站在那里，堵住了整个门口。查理半蹲在角落里。

"我和你妈妈谈过了，查子，"杰西说。查理上小学的时候，他爸爸就叫他"查子"。

在那一刻，查理所能看到的只有杰西的拳头。他的拳头被紧握在他身子的两侧，就像它们是专门用来打人的一样。从查理所在的角度来看，他的眼睛和杰西的拳头齐平。当查理抬起头来时，他看到的是他的爸爸。他听到了并感觉到了他的存在。他的视线集中在那双拳头上。查理从童年的经历中知道，那双拳头是可以造成很大痛苦的。身体和精神上的恐惧贯穿了他的全身,他颤抖并轻轻地低声说:"爸爸?"查理的腿都发软了。他从墙上滑到了地板上。

杰西没有想到自己与哥哥长相相似的这一层面,他随时都准备着自卫。杰西已经做好了打架的准备。这个被下了很多药的精神不稳定的男子可能会发动攻击,杰西想要保持警惕。

查理满脑子想的都是他爸爸。当他还是个孩子的时候,他在爸爸的手掌下遭受了如此多的虐待。查理摇了摇头,希望能更清楚地看到现实。

杰西打量着查理,努力克制着自己的情绪。杰西对侄子查理感到内疚和同情。杰西想起了约翰从越南回来的日子。约翰太狂野了。全家人都要求杰西介入。可是杰西没能治好约翰。

如此具有破坏性的行为怎么会从父亲传给儿子呢?杰西甚至看查理一眼都很生气。查理让他想起了约翰那没完没了、荒唐可笑的要求。杰西看着他,不禁纳闷:"我这个小侄子查子是怎么熬过阿富汗战争的,而且还拿到了一枚奖牌呢?"他说:"我爱那个孩子。"杰西不经意地把心里想的话说了出来。

杰西注意到查理手上和脸上的瘀伤。悲伤悄悄涌上心头。杰西为查理难过。为那个情况不好的男孩难过,为那个一团糟的男孩难过。这些富有同情心的情绪并没有持续太久。

杰西把乔的日记扔到了查理身旁的地板上。任务完成。杰西做了乔交给他的事情。

查理不记得杰西的来访了。他坐在地板上,感到空虚和麻木,想着父亲来看过他,但他父亲不是已经死了吗?随着查理脱瘾的继续,他越来越抓不住自己对现实的意识。他因为没有参加父亲葬礼的内疚感占据了他。在查理错乱的意识中,他的父亲一直在场。查理悲痛欲绝,惊恐地躺在那里。只有时间和脱瘾才能帮助控制他目前大脑中的混乱。

查理在焦虑感高涨的同时喊道:"我必须这么做。"

杰西关上了戒毒室的门。

当杰西走向接待处时,他的手机响了。

"杰西,我是罗伯特。我不知道还能给谁打电话。杰西叔叔,他们找到我弟弟了吗?"

杰西回答说:"找到了,他在脱瘾。又在脱瘾。"

罗伯特说:"他当时可能神智不清了。当他喝得很醉的时候,他就会变得很情绪化,他会更多地谈论爸爸和佐伊。"

第十六章

大麦约翰与萝西

My

据手机显示，我已经二十四天没有收到克莱尔短信了。

查理即将脱瘾完成，很快便需要决定是留下来接受戒瘾治疗还是离开。他希望他能联系上克莱尔。

查理又一次给克莱尔发了短信，他说："我们能谈谈吗？"

克莱尔没有回应，于是查理打去了电话，因为他想听到她的声音，即使他只能听到她的语音信箱。就像坐在忏悔室向牧师忏悔时一样，查理开始在克莱尔的语音信箱里伤感地长篇大论起来。

"我以为我只需要喝一杯啤酒——我大错特错了。在喝了威士忌后,我感觉好多了。它让我感觉不那么孤单。爸爸走了,克莱尔。约翰死了!"

"你看,我去渥太华市是想去故游家乡的种种,做个内心的了结。事情接二连三地发生,接着我就连人带车地掉进了密苏里州堪萨斯城附近的一条沟里了。在瓢泼大雨中,我在独立城的一个加油站过了一夜。然后我被逮捕了。我真的很抱歉。请再给我一次机会好吗,克莱尔?我带着给予我希望的回忆,在脱瘾状态下醒来了。请来看看我。我现在应该去和戒毒所的收容人员谈话。我想我会被困在这里一段时间了。我爱你。再见。"

打完电话后,查理去了他的心理辅导课程。他的护理员聆听着查理讲述所发生的事情。

我记得自己在周五晚上酩酊大醉地从莉莎家出来。母亲质问我是不是喝酒了。我记得我告诉过她,我希望没喝!我匆忙地回家了。当我眼前天旋地转地躺在床上时,我意识到这里已不再是我家了!克莱尔把我赶出家门了!我气坏了,起身离开,径直去喝威士忌。就是这样。这就是我过去四周所能记得的全部,因为我晕过去了,还进了监狱。

我越想起爸爸的死,我就越恨他。如果我不曾用有过真正的父亲,人们怎么能期盼我成为一个称职的父亲呢?我想我可以喝杯啤酒放松一下,好好思考思考。一杯啤酒变成了一杯又一杯。我变得越来越心烦意乱，而我的补救办法就是继续喝酒。我做的只是为短暂地能感觉好点而去喝酒和吃止痛药。"

　　查理开始流泪。"我已经到了不能想象自己不喝酒也不吸毒的地步了。"

　　查理声泪俱下地继续说道："一切都是从八个礼拜前开始的。我同样隐瞒了克莱尔。一直以来，我都设法没有让妈妈知道我的情况。我没有瞒住克莱尔。某一场争吵很快发展成了我与克莱尔的吼叫比赛，她冲我喊着让我滚出去。"

　　我试过给我弟弟罗伯特打电话，但他没接。我知道我妈妈会站在克莱尔这边，所以我就没有再联系任何人，静待事情过去。一周过去了，在短时间内，我的情况还好。

　　接着，我心中所有的积怨都重返心头，这是一种深深的愤怒。我感觉自己需要一杯啤酒才能平静下来。我寻找过一些可以慰藉我的东西，可惜没能找到。

　　我百思不得其解，自己怎么又回到了监狱里。我真的以为我会没事的。大麦约翰太有诱惑力了。

　　当我讲述自己的故事时，由父亲引起的抑郁感是如此强烈，以至于我希望我已经死了。我怎么会没死呢？我的车打滑掉进了那条满是水的沟里，水从破裂的挡风玻璃里涌入。我本应该被淹死的。

　　如果我死了，一切痛苦就会停止。

就算我肉体上不死,也至少让我死于这种深深的愤怒和无尽的羞耻吧。

我开着车,喝得酩酊大醉,脑子里开始浮现出我生命中的所有问题,比如说,克莱尔带了我们的爱玛离家出走。

她那样做在无言地告诉查理:"你真丢人。你是个糟糕的父亲。"

我猜你们搞心理治疗的会说那是我的触发点。我孤身一人。我只有杰克丹尼*。

我只是想和克莱尔谈谈,没一会儿乔就回家了。克莱尔的父亲是一个康复中的上瘾者,他自认为是一个比我更好的父亲。

我把他推到了一边,这样我就可以避开他,接着他就控告我袭击罪了。

工作人员回应道:"你确定你发出的那次袭击没有更多的原因吗?"

查理回答说:"克莱尔和爱玛离开了,我觉得我没什么活下去的理由了。怨念和愤怒的情绪在心里太久了非常耗神。并且,我当时不停地在想我的爸爸。"

在我开车的路上,那些耀眼的前灯和喇叭的响声把我带回了现实。我迅速转向回到自己的车道。

我又饿又累。我需要找个睡觉的地方。当我驱车驶

---

* | 杰克丹尼:威士忌品牌。

向城市发出的明亮灯光时，雨水在破裂的挡风玻璃上闪着我的眼睛，看清路标非常费力。眼前所有的交通都令人困惑。

　　我又迷茫又疲惫，只想找个方便的地方停下来。开过一条四叶式立体交叉道后，我以为等会儿会找到汽油和食物，还想要清醒一下头脑。

　　当我转动方向盘从那个出口出来的时候，我发现自己只是不停地来回绕圈，转了一圈又一圈。

　　汽车在雨中滑行，失去了控制。车围着立体交叉道旋转着，我感觉那旋转永远不会停下。

　　当汽车继续旋转时，我感觉到我的头在震颤。旋转一番后，随着一声巨响，汽车终于停了下来。就在这时，破裂的挡风玻璃坍塌了，所有的水都涌了进来。

　　汽车开始下沉时，我头里那保护性的震颤感还在继续。我的脑海里闪过一个念头——我死定了。

　　在黑暗中，我注意到一只很大的动物的轮廓向我游来。

　　恐惧来得有多突然，走得就多突然，取而代之的是一种深刻的宁静感。我在水里找到了立足点。最后，我设法跟着这只动物回到了岸上。这只动物是一只拉布拉多犬。

如果我当时知道在黑暗中会发生什么，我肯定会更加注意各种细节。

我感受到了某种如同一场凉爽的冰雨般的平和。

我找到并拥抱了我温暖的天使。我紧紧地抱着她，然后在脑海里回想起那次事故。

"《戒酒大纲》承诺，上帝会为我们做我们为自己做不到的事。"

这只狗的名牌上写着萝西，但在我心里，名牌上写的是佐伊。我的守护天使被派回来保护我的安全了。佐伊——我的守护神；我的保护者；我的英雄。她的离世仍然萦绕在我童年的记忆中。

环顾四周，我看到了加油站的灯光，并开始向那里走去。在这又暗又冰冷的雨中，儿时的狗佐伊伴我身旁与我一同行走。她是只多么漂亮的巧克力色拉布拉多犬啊！

加油站职员曼尼大声喊叫着，要引起我的注意。我请他帮我把车从沟里弄出来，但他说现在不行。要不早上再问一次吧。他一定认为我需要坐在那里休息。我们就在那里，只有狗和我。饥肠辘辘、疲惫不堪、孤身一人。不，等等，不是孤身一人，我们拥有彼此。

在我的脑海里,我知道当我的车开始转弯时,我正处在自我妥协的交叉路口。

我松开了方向盘,因为我无法控制汽车的旋转,乃至车最终落入了沟中。

我知道我在那一刻投降了。

我不仅失去了对汽车的控制,而且失去了对整个人生的控制。我的整个生活就是个巨大的烂摊子。我当时一团糟。

感谢上帝,那天晚上加油站的服务员拒绝帮我把车开出来,否则我已经死了。

感谢上帝,他意识到了我所不能意识到的——我已经走到了路的尽头。萝西和曼尼救了我。他们救了我!现在回想起来这一切都不像是真的。

工作人员开始发言了。"根据警方的报告,查理,加油站的职员以为你吸毒了,于是报了警。其中一个描述是,你走到停车场里的每一辆卡车前,在每一辆车前都做了一个十字架标志的手势。一个接一个,就好像你在祝福和保佑他们。

"他们报告说,你这样做了一个半小时,对停车场的每一辆车都是这样。那可有30多辆卡车,查理。我已经和当晚值班的警官谈过了,还看了警方的报告。我来给你读一下文字记录,首先是给独立城警察局的那通电话。"

"引述,我是曼尼,在城镇北部470号和I-70号州际公路交叉口的QT卡车停靠站。凯里警官今天早上值班吗？你能让他顺道来喝杯早间咖啡吗？我这里有些情况需要他看一看。"

凯里警官在他的报告中转述了报警者的话："这是我见过最倒霉的事情。凯里警官，雨下得就像一堵水墙往下倒，下得太厉害了。雨中走来了浑身湿透的一个人和一只狗。他们俩都只是在我们这来回泼水。我想让他们俩出去外面，这就是我想做的。"

"这只狗不停地抖身体，到处泼水，然后那个家伙开始拥抱它，就是不肯松手。我从没见过这样的事情。"

"那家伙紧紧抓住这条狗，就像它是他的生命线一样。"

"不，等一下，还有呢。那水墙般的雨终于停了下来，狗也躺下了。那家伙站起来走了出去。看到外面的柴油车了吗？当时能有三十辆。"

"他走到每辆卡车前面，像个牧师之类的人一样画十字。我看着他这么做的。我怕他会伤到别人或伤到自己。"

"说真的，他像牧师一样在每辆车前都画了十字，然后转过身，回到这里，在他的狗旁边躺下了。"

曼尼异常安静地说："等你看到他和那条狗在一起那样吧。我看到你的车开过来的时候，我告诉他去洗手间整理一下自己。你就等着吧。"

查理走出洗手间说："我叫查理。你说你叫什么名字来着？"

"凯里警官。"

"你想看我的身份证吗?"

"是的。"

"它是湿的,但它就在这儿。"

"查理,我看你住在这儿南边。什么风把你吹来了?"

"我在回家的路上,先生。"

"我看你没在开车。有没有人和你在一起?"

"没有,先生。我当时孤身一人。等等,我带着我的狗。我的狗,萝西。"

"好的,你和萝西现在要去哪里?"

"我们正往南走,警官。我遇到了一些问题,我正要往南走,试图想出解决问题的办法。"

"我经过四叶式立体交叉道时看到沟里的是你的车吗?"

"是的,先生。"

于是我在那里,和一位警官讲述发生了什么,他问及狗和车祸的事、关于充满水的沟渠和破碎的挡风玻璃、关于我那已经完全被淹没的车。

萝西,我知道他们对汽车的旋转滑行和我头上的震颤没有答案。他们不能解释为何你会游向我和帮我走出水沟。没有人认领你,也没有人想要我。

当那位工作人员停止讲话时,查理说:"我甚至不知道你在说什么。"

"我想他们把我们两个都报警了。我不明白为什么要报警,但警察确实来了。"

"他们来了,把我们两个都拖走了,她和我。我告诉他们那只狗是我的,但老实说,我真的不知道她是从哪里来的。"

"萝西被市动物管理局带走了,而我进了监狱。"

"要不是那条沟,我永远也不会遇见萝西。开着一辆挡风玻璃碎了的破车旅行,可能会要了我的命。如果那辆车没有掉进沟了,我就会不停地撞上别的东西或者撞上什么人。"

"我敢肯定,我不会活着来参加这次评估。"

"我必须再对这个问题提出质疑:我上瘾了吗?"

第六部分：
对峙

第十七章：
脱瘾完成

克莱尔的首次探访

　　我逐渐感到我的头脑清晰了起来。我不再提关于总统任务的事情，这事简直是疯了。我现在的选择是，去搬入治疗中心，或是自己签字离开。我还有一个关于乔袭击指控的法庭听证会，但那可以等一等，因为今天是这长达一个月的事件以来克莱尔的首次来访。天哪，我真是太兴奋了。能拥抱到克莱尔会很棒的。护士通知了我，克莱尔现在在探视室。我走进房间后，仅是目光扫过克莱尔，我的心就被她带走了。我坐在她身旁，靠过去给了她一个拥抱。她很快地避开了，几乎没有碰我。

　　"爱玛呢？"我问道。

"她和我爸爸在一起。"克莱尔答道。

"真谢谢你来看我。"

"我们需要谈谈,"克莱尔说,"我不能再这样下去了。请你听我一次,查理,你能不能不打断我?请好好听一次我想说的话,拜托了。"

我想说什么,但克莱尔抬手阻止了我。"这次轮到我发言了,查理。"

"你的事对我影响很深。我总是非常担心你的下一杯酒可能会导致的后果。这让我感到撕心裂肺,也唤起了我童年的痛苦回忆。我不想给孩子这样的抚养环境。这对你我都不健康,对爱玛自然也不健康。"

"不,让我继续说,查理。"克莱尔在我又一次试图打断她时插话道。

"我很沮丧,也很心烦。你有过一些戒瘾的时间段,但你没有认真对待戒瘾,没有认真到能坚持下去的程度。我知道那场龙卷风、你父亲的死,还有我们的新宝宝给了你很大的心理压力。"

"但戒瘾必须放在第一位。我一直在参加戒酒互助会,查理,我正在学着为自己的生活做抉择。如果你吸毒喝酒,查理,那你就没有诚实地面对你的戒瘾项目。最重要的是,你没有诚实地面对自己。"

"你的自怨自怜是有问题的。"

"你的愤怒正在驱使你复吸。我不会再忍受这些事了。就是这样。就应该这样。愤怒这种情绪是你负担不起的奢侈品。"

"我每天都很痛苦,这样已经持续很多年了。起初是我们两个人一起喝酒吸毒,但我长大了。现在,我需要你去加入一个戒瘾项目。我需要你让自己逐渐康复。"

"每次我们经历什么事情、换了一份工作、有了一些生活上的变动,我想,这就是查理认真戒瘾的时候。每一次,我都因为那没有发生而倍感失望。"

"我为你付出了很多。我为我们赚钱。我多次为你掩护。我为你撒谎。哦,他今天病了。我不会再那样做了。查理,我对你的所作所为深感羞耻,我甚至连头都抬不起来。"

"你怎么能攻击我父亲?"

"上次你开始喝酒的时候,我求过你不要喝。我求了你。然后你还是偷偷摸摸地做了。然后你跑了,我很害怕你会受伤,或者有什么不好的事情发生在你身上。我不会再这样生活了。"

"你把我们的家变成了一场充满心计与意外的噩梦。你心里只有一件事。你想方设法地去吸毒和饮酒。这快把我逼疯了,查理。这必须停止。我们必须要有一个人足够成熟才能够结束这种疯狂。"

"我们俩现在有个孩子要照顾,查理——我们俩。这不仅仅是我一个人的责任。"

查理打断了克莱尔:"你今天这话是为了你以前交往过的那个男人吗?大卫?是那个名字吧?你们又开始约会了?"

"我的天啊,查理,你是真蠢吗?你到底有没有在听我说?我刚才告诉你正在发生的事。这次谈话是为了你的瘾,没有其他。"

"你总是试图从你的事情上引开话题。这一切都是关于你,查理,你和你的瘾。"

"别再引开话题了,别再掩饰你的瘾,别再在情感上让我疑惑了。你总是复吸,我不会允许这样的事情发生了。"

"这么说,你不再爱我了?"查理说。

"我再也不能容忍你酗酒吸毒了,查理。我的爱被疲惫和情感上的痛苦笼罩住了。我现在甚至不会回答这个问题。"

"你需要专注于你自己。你得振作起来,查理。"

"克莱尔,我应该加入治疗中心吗?告诉我怎么做就行了!"查理说。

"好吧,我告诉你,你今天不能跟我回家了。我拒绝把这种行为带进我家。我不想担心我的朋友顺道来访时会看到什么。我不会为此担心,查理,因为你不会再在家里喝酒和吸毒了。不会在我家里!我永远都会对你抱有希望,只是我救不了你。在奇迹发生之前,请不要放弃努力。戒瘾只有在你配合的情况下才能奏效。你要付出努力。"

"我们有一个新生儿,查理,我还不能回去工作。因为你,我们的存款都花光了。在你出车祸后,我甚至不知道我能不能保住我们的汽车保险。要不是爸爸帮我,我和爱玛早就流落街头了。我们会无家可归的,查理,无家可归！"

"我不能这样活着。"

"警察局两周前打电话给我，告诉我他们找到了你，确保了你的安全。就在那时，我的恐惧消失，我的失望情绪又回来了。我感到好孤单。"

"那个令人毛骨悚然的家伙杰瑞——你的毒贩朋友，来家里了。我不能让这样的人出现在我们的房子里和我们的生活中。爱玛和我值得更好的生活。"

"你甚至还记得你打了我爸爸吗？你记得你上车逃跑之前把花瓶从窗户扔出去了吗？"

查理只是低下了头。他什么也没说。

"查理，我觉得你就像我的倒影。我忍受这一切是我的失败。现在我得自己一个人供养爱玛了。"

"你已经反复地向我表明，你的毒瘾和酒瘾是你优先考虑的事。你的病在恶化，在控制着你。我不敢想象你下一步会做什么。你不止一次地振作起来，但每一次你都倒退得更远。这一次绝对是最糟糕的。"

"查理，你去接受治疗过。我不会陪你一起反复，直到你把自己害死。如果你想继续做这些事，你得自己一个人做了。"

"我足够聪明，知道你会说服我回到你的怀抱。你会很温柔和富有爱意，你会去接受治疗，重新开始。然而，接下来坏事又会重演，就像往常一样，你会先喝一杯，然后你又会有另一个借口，然后我们又会回到原点。"

"每当你喝醉的时候，我都会觉得嫁给你是我一生中最大的错误。你会像变了一个人一样。我会重新经历童年时由父亲的酗酒留下的痛苦记忆。这会对我的身体和情感产生某种影响，即使我不能预见也不能理解自己的那种反应。"

"也许这就像是你爸爸对你造成的痛苦和挣扎。我真的不知道这些事情的答案。你只能自己把它们弄清楚了。"

"如果这不是你的最低点和你自我妥协的时刻，你的最低点就在墓地里。查理，我明明白白地说，我不会再往低处走了。"

说完，克莱尔走出了房间。我只能责怪自己。我失控了。

第十八章：治疗

　　我在治疗中醒来，意识到我已不能再用毒品和酒精救赎自己，或停止我的内疚和羞耻所带来的痛苦。它们也不能再帮助我控制愤怒和狂躁，或减轻我的焦虑。我已将自己投入了这场战斗，远离了阿富汗的罂粟田。我那失控的人生已变得更糟，再次饮酒的念头把我带到了悲剧的边缘。我还没有忘却自己在失去父亲的同时成为了一名父亲的讽刺感和痛苦。

　　我面对着不可挽回的现实——我伤害了别人，并且没有得到宽恕。不过，我必须继续前进。克莱尔既没有原谅我，也没有忘记我的复发。她眼神里的失望之情深深地刺痛了我的心。

　　我又故态复萌了。作为一名新晋的戒瘾者，我一直生活在错误的想法中,我以为我可以应对自己的瘾。我以为在清除了目前所有的酒后犯罪行为后,我便自我矫正完毕——我便放下了我的上瘾行为和以自我为中心的毛病。大麦约翰又一次诱使我喝了一杯。我差点就为那一杯酒付出了生命的代价。我的心理医生告诉我,我把一切想得太复杂了。"这只是一个简单的项目,孩子。很简单。再把《戒酒大纲》的第五章读一遍。"

克劳尔期望我能加入戒酒互助会。我没有从她的语气里听到她对我的接受。我听到了决议。从她的语气里,我听不到宽恕。我听到了她关闭任何可能使我复发之门的决心。我听到了她对我袭击岳父的行为的难以置信和震惊。我也的确听到了一丝爱意。

如果我在余生都不被原谅,若想推动我的生活向前发展,那么我就必须克服我的这种自怨自哀。我不能再生活在自欺欺人中,以为我的上瘾只会影响我自己。我必须心中的怨恨,因为它在驱使我饮酒。我的家人可能不会选择原谅或接受我。相反,他们可能会选择记住我所有的错误,但我选择保持清醒。我想继续前进。我知道我不会允许自己以这种方式继续活下去,我会了结自己。这意味着我必须试着戒瘾。如果不能,更高力量会带我走的。

我不能允许自己有可以喝一杯的想法。我不能允许这种情况发生,否则我就输了。 我曾经怎么会认为我对自己的上瘾有所控制呢?我怎么会认为我还有选择呢?从克莱尔德角度来看,我必须花上自己的余生努力地去远离酒精和毒品。相较于过去,如今保持清醒是个好主意，因为我的生活刚才又一次被摧毁了，完全彻底地被摧毁了。我和其他人不一样。我告诉自己，进步就好，不需一切都做到完美。

克莱尔是对的。我不像罗伯特，可以喝酒也可以戒酒。我更像我爸爸，他完全失控了。

我不是普通的瘾君子。我的毒瘾还没有杀死我是我的幸运。

查理的思绪又回到了他在吉拉德市的堪萨斯东南部戒瘾治疗中心的第一周。那段日子阳光明媚，几乎暖和得不适合外出，但他在那里很享受。查理坐在离治疗所里的所有人都很远的一张角落里的野餐桌旁。没有其他病患，也没有员工。根本没人能看到他。他和萝西坐在一起，他喜欢那样。他会在日记本里写东西，然后读给萝西听。"我签字承诺留在这里。我向我的家人承诺，更向自己承诺。"

"我唯一一次妥协是我在车里打转的时候。我失控地旋转，头不停地晃动。在那一刻，有什么事物在精神上控制了我，把我带到了安全的境地。这就是我现在需要关注的，我需要提醒自己要完全妥协。"

查理的临床心理医师是注册成瘾咨询师肯特·利昂博士。他七十多岁了，说他古怪并不为过。因为查理说他想去他母亲莉莎工作的社区治疗中心，利昂博士退休后又被重新雇用。退伍军人事务所和当地医务主任已经批准了他的决定，并指示家属以及熟人不能提供任何直接护理。

利昂博士治疗成瘾的方法是基于他写的一本关于"十二步骤康复计划"的书。他的书以现实生活中的人们的故事为基础，通过格式塔理论*和存在主义†的角度进行描述。他提倡的"勇士方法"的基石是两千多年前出生的拉比耶稣的教导。利昂也是1971年出版的有着巨大影响的《现在就在这里》(Be Here Now)一书的作者拉姆·达斯(Ram Dass)的追随者。高效、离谱、和善都是可以用于利昂博士的形容词。他十四年前就退休了，事实上，他还治疗过乔和老罗。查理觉得这很幽默，因为他手里的乔的古董日记和他的古董咨询师正相配。

"时间会治愈一切创伤"这句老话听起来似乎太遥远了了。这似乎要是一百万年后的事了。

现在，查理陪着萝西独自坐在野餐长椅上，正在完成他的日记写作任务。

老利昂指示查理在日记里写下这个问题的答案："一只手拍击的声音是什么？"

查理的回答是："一个醉汉发出的声音，因为他腾不出两只手拍打。"

下一条是这样问的："你的人生是怎么变得失控的？"

在那之后，他的指示是完成以下四个句子：

---

* | 格式塔心理学为西方现代心理学的主要学派之一，主张研究直接经验（即意识）和行为的整体性。

† | 存在主义：当代西方哲学主要流派之一。人的存在本身没有意义，但人可以在原有存在的基础上自我塑造、自我成就，活得精彩，从而拥有意义。

我怨恨……

我要求……

我感激……

我渴望……

第二个和第三个问题来得相当容易，查理在日记里都写下了很长的回答。

一只手拍手的声音那个问题，不太好。老利昂只是笑了笑，递给了查理一个巨大的女王海螺贝壳："你需要再试一次，我的孩子，你没有在听。"

其他的问题我都回答的不错，但现在我不得不把所有问题都重做一遍，比如"我如何怨恨"、"我如何要求"等等，因为老利昂说："我回答了我那样感受的原因，而没有回答我是如何那样感受的。那只会打乱你的思绪。"

利昂博士告诫我说："如果你是这样对待自己的，难怪你会喝醉。""行动最重要，孩子。你会怎么选择？狗屎或冰淇凌，它们看起来都一样。你选择吃哪一种？不同之处在于它们的味道和每个选择的结果。没人在乎为什么，孩子。如何选择才是关键。行动等于结果。"

利昂博士是格式塔治疗技术的纯粹主义者，他从不问病人"为什么"，而是"怎么"。他这样使用心理疗法是众所周知的。

在第二天的疗程，他给我带来了这个问题："是什么阻止你保持清醒？"为了回答这个问题，我必须列出一张清单，列出如果我一直处在戒瘾中的状态，可能会发生在我身上的最糟糕的事情。我又尝试了回答那个一只手鼓掌的问题,他告诉我在过度思考答案的时候,把海贝壳放在萝西耳边。老利昂太奇怪了。

第三天,他鼓励我给想道歉补偿的人写信。我的任务是给乔写一封信,这样我就能看到自己的诚心。

第四天,利昂博士让我说十遍:"自尊心与记忆相矛盾时,赢的总是自尊心。"然后阅读《戒酒大纲》的第五章,然后重写给乔的信。

老利昂又问了我一遍:"你能全身心投入到这个简单的戒瘾项目中吗?"

根据克莱尔的说法,现在是做出重大改变的时候了,我确实同意她说的。我所经历的一切和我所做的一切都是无法挽回的。我只剩希望了。

我的生活被暂停了。我很高兴能有人来探访我,因为我已经被转移到了基础治疗,但不是每个人看到我都很高兴的。我的叔叔杰西表现得很易怒。我的整个家庭都在感受着他们挫败感和恐惧感。他们以为我彻底迷失了,以为我这次死定了。我能听出来,他们相信如果我重蹈覆辙,我一定会没命。我的生活将会是我自己经营的样子,我很幸运自己没有在那次车祸中死掉。

就和那晚她从水里游来救我的时候一样,萝西从未离开过我身边。她总是陪着我。我会把我的日记读出来给她听，虽然我知道这听起来很奇怪。当我读到很深刻的部分时，我能感受到萝西的难过。"世界只是上帝可见的一面。一名勇士所做的是去自我挑战，走上追寻人生中更伟大的目标的那条路。"当我读到乔在日记中写的这段话时，萝西微微鸣叫了一声，然后把头靠在了我的腿上。

　　事故当晚，萝西的出现让我看到了上帝肉眼可见的一面。她给我最黑暗的那晚带来了光明。我读了事故报告，甚至在日记里重新写了一遍报告的内容，但我仍然不记得自己有像牧师一样穿行于三十辆卡车。我记得我头部的震颤，因为那是非常强烈的身体反应。我记得当车向下沉时，萝西向我游来，因为那画面感非常强烈。我当时还以为她是佐伊。剩下的我都不记得了。当这些思绪涌上心头时，萝西凑我凑得更近了。她是我眼中可见的上帝的那一小面。

　　利昂博士看着房间里另一头的那个年轻人，查理。他脸上的瘀伤正在消退。他刮了胡子，剪了个军人式样的发型——是个长相不错的小伙子。
"距离你出事已经五个星期了，查理。孩子，你已经在我这里治疗十四天了。"
"那就是吧，"查理说，"既然你这么说了。"
"我想是时候谈谈你反复梦到的那个梦了。我知道你晚上醒着，陪狗坐着。"

查理深吸了一口气,说:"我们现在没必要谈论这个。"

他的心开始狂跳,手心开始冒汗,查理喃喃道:"如果你不想的话就没必要,我是说,只是一场梦而已。"

房间里一片寂静。只听得见萝西在他脚边的鼾声。

"查理,你知道你很特殊。你知道成瘾治疗中心收下了你,也知道我同意做你的心理咨询师。"

查理一言不发。

利昂一声继续用他那充满智慧的语气说道:"你在军队做出了很有意义的服役,而在其中,你经历了创伤。你在梦中仍然在经历这些。我是根据我治疗反复出现的梦境的知识和经验说出这话的。你是一个军医,一个治疗者,你遇到了一个不因你的过错而无法治愈的士兵。他已经死了。在他身下躺着一个还活着的孩子。我说得对吗?"

查理点了点头。

"我相信迈克尔·李士兵还有家人活着,还有那个阿富汗小女孩。"利昂博士停顿了一下。

查理耸了耸肩,说:"所以呢,我是说,这是一场战争。我有很多老兵和军人朋友。有些死了,有些活着,生活还是在继续。无所谓。"

利昂博士说:"孩子,你有可能在那场车祸中丧命。你没有死是由于机缘巧合和一只狗的介入。"查理聆听着。"你还活着,孩子,活着就还有无限的潜力和可能。"

查理忍不住说道:"你为什么老叫我孩子?我不是你的孩子。"

"我老了；你还很年轻。我叫你孩子。我是一名勇士。我怀着目标与人互动。如果你问'怎么'而不是'为什么'，那你就帮了自己一个大忙。"

"你'怎么'叫我孩子？"查理耍小聪明地回应道。

利昂笑了。"自然是像我的声音传到你的耳朵里那样。你的任务是写两封信：一封给小女孩，另一封给迈克尔·李的家人。"

查理深呼一口气，眼睛里噙满了泪水，轻声说道："我没有地址。"

利昂博士解释说："你还没有信呢。先写了再说。"

查理喊道："去你的！"砰地一声摔门而去。

第二天，查理很早就来了。他手里拿着两封信，和对"单手鼓掌的声音是什么"问题的回答。

"大海的声音。"

利昂博士摇了摇头。"错误。现在让我看看那两封信。"

"迈克尔·李。你确定他还有家人在世？"查理问道。

利昂博士说："是的，当然。当然还有活着的家人。"

查理接着说道："我想找到他们。我想会有关于迈克尔·李的书面记录；关于小女孩的就不一定了。我要试试。"

利昂指导道："下次当你再次做那个梦时，用你做弥补的决心来完成那个创伤梦。比如说，你可以继续往下梦到你寻找他的家人，找到他们，与他们见面，然后为他们做弥补。你的梦会主宰你醒来后白天的思绪吗?"

查理回答说:"视情况而定。它可以,但通常我的负面思绪都是由一些事件,甚至一个气味引发的。

利昂博士问道:"让我们谈谈你拥有的那些宁静而美好的回忆吧。"

查理说起小时候在湖边钓鱼的事。

利昂博士解释道:"好吧,我们这么办。我们在创伤记忆出现在脑海时让它消失掉。闭上眼睛,想象一个停止标志的样子。然后大喊'停下'!一次。一次。再一次!记住你大喊时脸和下巴的感觉。"

查理喊到嗓子哑了才停下来。

这时,利昂说:"好好感受,无声地再把刚才做的重复一遍。好了,我想你已经掌握第一部分了。现在,选择一个具体的湖边回忆。明白了吗?查理,我要你喊停。不要出声。开始思考湖边记忆。停。再一次,在脑中喊停。开始感受。停。开始思考湖边记忆。"

"这样做可以阻止这些想法的入侵。每次创伤回忆开始时,每次它返回时,每次都击倒它!把它踢出脑外,然后开始思考美好的事物。"利昂鼓励地说道。

"去找迈克尔的家人。这很好。不过要时刻注意你身体里焦虑和消极的想法。一名勇士知道自己所处的位置和更高力量的存在。这在于你的思考点。实际所在的地点也很重要。人们懂得如何起身和四处走动来让自己舒服。你也可以通过在思绪和习惯上做情感和精神的变动来让自己舒服。"

查理在日记中写道:"这一次,我一定要把事情做好。也许不会再有下一次机会了。一步一个脚印,放手,让上帝时刻伴我左右。"

后记

回想起从萝西葬礼坐车回家的那段路上，我开始在车里翻阅那本日记，看我的笔记。重读老罗、乔和我自己的记录能帮助我继续在勇者之路上走下去，并保持戒瘾状态。起初，治疗很艰难。我意识到我不仅为自己带来了痛苦，也连累了我的家人。

我已渐渐染上了吸毒与酗酒的毛病，而我却没有意识到这些行为将会扼住我的喉咙。我没有意识到我会一直上瘾到自我毁灭的程度。

克莱尔当初在监狱里与我对峙时说的没错，我已经完全失控，对一切无能为力了。当我最终自我妥协时，我列了一张阻止我戒瘾的事物的清单。那是一张长长的列表,包括了我的童年,以及当军医时和在乔普林龙卷风做救援善后工作时受到的心理创伤。列表里有很多事情,我都把它们一一列举在我的日记本里。这些再也不能成为我否认现实的借口。

那本日记与《戒酒大纲》同样地拯救了我。通过日记,我目睹了老罗和乔的戒酒历程。知道人们沿着勇者之路能够最终走向清醒给了我彻底自我妥协与信任的希望和力量。萝西救了我的命,而这本日记让我活了过来。

当我离开治疗中心时,我意识到一名勇者可以通过触碰和言语而被治愈。

现在我有责任分享萝西的爱与这本日记的力量。那天,我把萝西留在了治疗中心,因为她实际并不只属于我一人,她属于那些需要她帮助找到妥协时刻的人们。我留下的治愈之词可以在萝西的笔记本里找到。其他人可以在他们自己的勇者之路上找到他们的力量以及妥协时刻,这些如果能像萝西的爱一样,在治疗过程中分享,那将是最有益的。

"我爱你。谢谢你今天陪我一起来。"我在克莱尔载我回家的路上对她说。

"你确定你不想让我们陪你去动物收容所吗?我们可以帮你和莉莎领养一只狗。"

"不,宝宝需要睡眠。她的午睡时间已经过去了。"

我抓住克莱尔的手,紧紧地握了一下。

我默念了一句"感谢您，上帝"，在我生命中最需要萝西的时刻，把她给我送来了。当我认为自己失去了一切时，我却得到了我所需要的一切。

萝西给了我自我妥协的力量，而如今，我便可以与我美丽的妻子克莱尔，还有我们的两个女儿一起庆祝我多年的戒酒历程杯。

我已经修复了我与莉莎还有乔的关系。他们都理解我所经历的挣扎，因为他们自己也经历过。

每天醒来，我都对自己的康复、我的家人和我能够保持的清醒而心怀感激。

我很感激指引我踏上勇者之路，并让我有能力在这条路上继续走下去的一切。

"克莱尔！"查理兴奋地叫道："我明白了！我终于明白了！单手击掌的声音是你倾听自己的声音！"

问题与讨论

1. 谁是最突出的男女主角？你欣赏他们的哪些方面？

2. 莉莎是哪些遭遇的受害者？

3. 通过戒瘾过程，莉莎的思想和行为是哪个先改变了？为什么这两者的区分很重要？这如何应用于你自己的情况？

4. 上瘾是家庭暴力的体现还是源头？什么使你得出此结论？

5. 你最感同身受的角色是谁？为什么？

6. 你是怎么看待萝西的？她对你的戒瘾与康复有什么帮助？她是特别的，还是所有的宠物都如此？

7. 如果克莱尔是你的儿子或女儿，你会感受如何？你会怎么处理你们的关系？

8. 杰西是如何陷入他的情绪状态的？你是如何陷入你

的情绪状态的?

9. 对任何夫妻来说，婚姻都是需要经营的。一个婚姻能撑过婚姻中有上瘾者吗？什么因素能帮助婚姻成功，什么因素会阻碍婚姻成功？

10. 哪些东西是乔或其他角色能够为拯救查理做得更加及时的？你会在何时介入，为什么？

11. 你在受害者脱瘾时能看到他们的哪些心理？你自己脱瘾时的经历是什么？

12. 在童年遭受过虐待可能会改变人们的一生，这种影响会持续很长时间。当在童年时遭受过虐待的人长成成年人后，你还会认为他们是受害者吗？

13. 佐伊是查理生活中不可或缺的一部分。佐伊在哪些方面影响了查理的生活？你和宠物有过这种关系吗？

14. 你认为萝西最可贵的一点是什么？最可贵的是她有灵性、有魔力，或仅仅是她能陪在人们身边的这一点？为什么？

15. 你与咨询师的经历是什么？你觉得他们哪点对有帮助？

16. 查理的转折点是什么？你的转折点是什么？

17. 如果你是查理，你会联系迈克尔的家人吗？为什么或为什么不？如果你联系到他们了，你希望能达到什么目的呢？

18. 谁会从这本书中受益最大？《勇士之路》是只针对瘾君子，还是也会吸引非瘾君子呢？这本书如何可以使各种人受益的？

19. "寻找你心中更高的力量"这一主题对你来说意味着什么？

20. 对于列出的14条"勇者之路"，有哪一条更值得讨论或思考吗？没有任何轨道，你还能做一名勇士吗？

关于作者

作为一名讲故事的人，R.H.相信最高层次的真理是我们发自内心向对方讲述的人生教训。当我们传授经验教训时发出能够治愈他人的声音的时候，我们便是最强大的。

R. H. Pfeiffer于20世纪50年代出生于堪萨斯州的斯科特要塞（Fort Scott）。《勇者之路》是该作者写的第三本书，也是他的第一部出版作品；他的早期作品包括手稿《爱与爱的对抗》和《烛火与火焰》。

《勇者之路》中的故事在过去三年里根据作者的生活经历、朋友和同事的虚构融合而成。

《勇者之路》的核心概念是R.H.在过去四十二年的戒瘾与服役生活中的一股意识流。这本书的写作灵感来自于一条狗、一个不安灵魂对更高力量的寻找和同事们的爱与鼓励。

本书是照亮"勇者之路"的那个声音。

鸣谢

  作为一个讲故事的人，我相信最高层次的真理是我们发自内心向对方讲述的人生教训。当我们传授经验教训时发出了内心的声音，那声音在治愈他人时，我们便是最强大的。

  首先我想感谢的是向我传述他们的真实经历并成为《勇者之路》背后的声音的四个人。我很感激你们教予我你们的人生教训，我也理解你们匿名的原因。你们教给我的一切都让我对你们无比钦佩和尊敬。

  澄清与加强角色的编辑工作由 Stacey Hauck, Heather Spaur, Diane Potts, Jerry Davenport, Benjamin Pfeiffer, Ernie Thompson, Peggy Bennet, Robert Richmond, Amy Glines, Michelle York, Jason Wilson, Mike Ehling, Martin Salas, Marsha Wallace, Ron Womble, Kent和Debbie Noble, Ray和Mary Atkinson执行。绘图设计由Brandon Spaur

完成。封面模特为Tyler Krei。中文翻译工作由乐琦玮（Qiwei Yue）完成。

我由衷感谢每一个支持、鼓励和帮助过本书工作的人。

萝西，我们美丽的巧克力拉布拉多，我们都很感激你！

www.ingramcontent.com/pod-product-compliance
Lightning Source LLC
Chambersburg PA
CBHW030438010526
44118CB00011B/687